ESSAI

SUR

LA DIGITALE

POURPRÉE.

ESSAI

SUR

LA DIGITALE POURPRÉE,

PAR JAMES SANDERS,

Président de la Société Médicale d'Edimbourg, etc.

TRADUIT DE L'ANGLAIS

PAR A. F. G. MURAT, D. M., Chirurgien Major du 55.e équipage de haut bord, Correspondant de la Société de Médecine pratique de Montpellier;

Avec des NOTES et des RÉFLEXIONS SUR LA MATIÈRE MÉDICALE par le Traducteur.

> L'effet primitif de la Digitale pourprée est d'augmenter la force et la fréquence du pouls.

DE L'IMPRIMERIE DE P. N. ROUGERON.

A PARIS,

Chez ANCELLE, Libraire, rue de la Harpe, n.° 44;

ET A ANVERS,

Chez ANCELLE, rue du Canal au Fromage, n.° 689.

1812.

RÉFLEXIONS

SUR LA MATIÈRE MÉDICALE ;

PAR LE TRADUCTEUR.

Les premiers progrès de la Matière Médicale sont dus au hasard (1), à des tâtonnemens plus ou moins aveugles, peut-être même à l'instinct ; aussi sa marche offre l'incertitude qui caractérise sa naissance ; c'est un assemblage incohérent de matériaux nombreux, classés sans ordre, recueillis sans méthode ; une étude difficile, obscure, peu satisfaisante pour l'esprit, où l'on désire encore la connoissance précise des effets et des conditions nécessaires. Cette branche de l'art de guérir a cependant occupé des hommes du plus grand mérite, mais, avouons-le, plus souvent séduits par le plaisir d'innover, que par la gloire plus solide de donner à leurs travaux cette authenticité, cette exactitude, seul caractère positif de nos connoissances.

---

(1) *Quam multa sunt quæ casu docti sumus! majorem remediorum partem ita inventam scimus, plurimasque res in medicâ facultate.* (Baglivi, v. 1. p. 229.

Chacun cherche à signaler ses premiers pas en médecine par la découverte de quelque médicament ou composition nouvelle, n'ayant pour autorité qu'une expérience imparfaite ou de simples aperçus, mêmes illusoires. Il en est, qui, moins ambitieux, ou peut-être privés du génie qui découvre, donnent de la vogue à des substances déjà bannies de la pratique, ou en détournent d'autres de leur usage ordinaire : l'un s'élève contre le quinquina, l'autre regarde l'acétate d'ammoniaque comme une panacée, et veut exclure le camphre du nombre des médicamens ; un troisième présente la saignée comme meurtrière, sans assez réfléchir à cette inconstance de la vie ou de notre manière d'être, à cette foule de modifications que l'existence reçoit (1).

Les progrès de l'histoire naturelle, de la chimie, ont singulièrement augmenté la liste des médicamens, sans accroître en proportion les ressources de la médecine ou du médecin sage ; en effet, la multitude des substances

(1) *Nihil est in corpore viventi planè sincerum.* (Galien.)

Certes, c'est un sujet merveilleusement vain, divers et ondoyant que l'homme : il est malaysé d'y fonder jugement constant et uniforme (M. Montaigne).

qu'on introduit dans la matière médicale ne constitue pas toujours une richesse réelle. Il ne suffit pas pour guérir de connoître les moyens qu'on propose : quelle est la maladie qui résisteroit aujourd'hui plus qu'à toute autre époque ? On annonce des moyens nouveaux ; honorons ce zèle, louable en lui-même; mais que l'auteur de chaque découverte se méfie de ses préventions ; qu'il recueille des faits en grand nombre et avec soin ; qu'il multiplie les observations sous les rapports de l'âge, du tempérament, du sexe, du genre de vie, du climat, etc. afin de devenir un guide sûr, soit dans l'application de son travail, soit dans de nouvelles recherches ; qu'il prévienne sur-tout de fausses tentatives et cette extension illimitée qu'on accorde trop souvent à un remède nouveau. Combien il faut être en garde, lorsqu'il s'agit d'une préparation énergique, arsenicale par exemple, ou telle que l'acétate de plomb à l'intérieur, le prussiate de mercure, la noix vomique, l'ammoniure de cuivre, etc.

Il importe beaucoup d'avoir attentivement examiné la substance médicamenteuse qu'on propose, sa manière d'agir dans tous les cas où elle peut convenir, car tout dépend souvent de la première annonce, des premiers essais : en voici la preuve.

Un médicament est introduit dans l'exercice de la médecine ; ses propriétés sont fixées ; on a déterminé les cas qui en permettent l'emploi ; enfin on a calculé, en apparence au moins, les circonstances qui peuvent le modifier. Ne croiroit-on pas, à considérer sur-tout l'accord presque unanime des auteurs, qu'on ne peut rien ajouter aux faits qu'on possède comme aux conséquences qu'on en a tirées ? Cependant paroît un médecin, qui, guidé par une observation plus exacte, et pénétré des conditions nécessaires pour consacrer une substance comme remède, découvre l'erreur là où la vérité seule paroissoit exister, détruit l'ouvrage de ses prédécesseurs, je dirois même du temps, puisque le temps avoit sanctionné l'emploi de ce médicament comme débilitant. Voilà ce qu'a fait l'auteur de l'Essai sur la Digitale pourprée : en faisant connoître la marche qu'il a suivie, on s'intéresse à son travail, on adopte les résultats, on désire encore que cet observateur étudie ainsi d'autres substances, trop légèrement employées ou mal appréciées.

Cet exemple de diversité d'opinions sur un

sujet en apparence connu, n'est pas le seul qu'on trouve dans l'étude de la matière médicale : heureux lorsque la vérité succède à l'erreur ! Son triomphe est ici d'autant plus précieux, qu'elle influe sur la vie des hommes. Mais quelle est la cause du désordre qui règne dans la science des médicamens et de leurs effets ? Il y en a plusieurs, sans doute ; elles sont ou particulières, ou au nombre de celles qui ont retardé les progrès de la médecine en général.

Voici sur ce point de critique médicale quelques réflexions que je me bornerai presque à énoncer : isolées en apparence, elles tiennent cependant au sujet et l'application en est naturelle.

I. On connoît la multiplicité des principes qui ont dirigé les observateurs, ainsi que des systêmes conçus pour expliquer des phénomènes dont on ne peut souvent que constater l'existence, tant la raison en est difficile à saisir. Chaque âge a eu le même esprit, les mêmes prétentions. On a vu Boërrhaave soumettant au calcul les lois de la vie, Sthall appelant au secours de son intelligence la puissance céleste, et ses nombreux disciples renchérir sur les idées du maître, se montrer, selon la remarque de *Cabanis,* plus Sthalliens que Sthall lui-même (1); enfin on a vu *Brown* rajeunir la doctrine de Thémison, et son compatriote Darwin, dans un ouvrage très-savant sans doute, plein d'idées neuves autant qu'ingénieuses, entourer la médecine de considérations presque aussi abstraites que la métaphysique la plus obscure, etc.

Cette succession de théories, d'opinions plus ou moins erronées, souvent incompatibles avec la vie, doit nécessairement influer sur la matière médicale, la rendre tour à tour timide ou hardie dans ses essais, suivant le génie du novateur, son audace ou sa retenue. La manière de voir les phénomènes des maladies en change le traitement, conduit à l'abus de tel ou tel médicament, d'où naissent des erreurs sans nombre, tant dans l'estimation de ses effets, que dans la connoissance précise des cas où il convient.

Si l'histoire de la médecine est marquée par des innovations plus ou moins heureuses, elle en présente aussi de funestes : si l'esprit humain se plaît en général à adopter les unes

---

(1) Coup-d'OEil sur les Révolutions de la Médecine, pag. 265.

comme les autres, il rejette également les premières, lorsque son improbation devroit uniquement retomber sur celles qui sont dangereuses. D'où vient donc une opposition si irréfléchie, et d'où peut-elle venir, sinon de l'amour-propre, de l'empire des préjugés ou de certaines erreurs populaires? « Lorsqu'une grande époque a fini, il s'établit une lutte entre ceux qui cherchent une route nouvelle et ceux qui veulent parcourir avec moins de gloire et de danger les routes ouvertes par de grands maîtres. Le temps accroît dans certains esprits l'autorité de l'exemple; chez d'autres il l'affoiblit. Les jeunes gens sont portés à se passionner pour les essais d'un nouveau genre, les vieillards à les repousser avec un dédain immuable; mais les uns croissent et les autres s'éteignent. » Cette belle réflexion de l'historien du 18.e siècle ne renferme pas seulement le secret des révolutions politiques, elle s'applique avec une égale justesse à toutes les sciences et à la médecine en particulier: elle explique très-bien la manie des systèmes, ainsi que la résistance inconsidérée de quelques praticiens à des découvertes utiles. Ainsi, par exemple, l'opium tant vanté est regardé par Sthall comme une substance nuisible à bannir de la classe des médicamens; le quina, dont Raymond Restaurand proclama le premier en France l'utilité, a trouvé des détracteurs; le tartrite antimonié de potasse, l'inoculation, la vaccine ont aussi eu les leurs.

Cette disposition de notre esprit, qui nous éloigne de tout ce qui n'est pas notre ouvrage, est pernicieuse lorsqu'elle n'est qu'un entêtement aveugle fondé sur l'amour-propre; mais elle peut avoir son prix, si elle n'est qu'un doute raisonné susceptible de céder à la vérité : alors elle modère l'enthousiasme et appelle le secours de l'expérience. Ce qui est funeste peut donc aussi produire d'heureux résultats.

II. La pente de notre esprit, qui nous porte à négliger les détails pour ne s'occuper que des grands phénomènes de la nature, a exercé et exerce encore une grande influence: on aime à généraliser; on se hâte de conclure des observations les plus imparfaites. Quel est le médecin qui n'a point à se reprocher cette impatience, qui d'un seul fait n'a pas tiré des conclusions que la répétition du même fait a démontré fausses? Quel est celui qui, observant un phénomène, n'a pas voulu le retrouver ailleurs, en poussant trop loin l'analogie ou négligeant les modifications qu'elle éprouve quelquefois ?

III. Dois-je passer sous silence la confiance aveugle qu'inspirent aux médecins ceux qui se sont distingués par des travaux supérieurs ou des idées plus ou moins hardies ? On trouve souvent en médecine le *jurare in verba magistri*, pour me servir du langage de l'école. Que d'hommes privés du sentiment de leurs forces par cette espèce de servitude ! Que d'esprits enchaînés par l'éclat d'un nom illustre ! C'est un joug que je respecte cependant, mais lorsqu'il est contenu par la raison. Je suis loin de blâmer le culte qu'on rend au génie ; gardons-nous seulement de tomber dans la superstition. Un guide est utile, indispensable même ; plusieurs motifs en déterminent le choix. Ce n'est pas toujours, il faut en convenir, la conscience de notre foiblesse ou une admiration profonde et raisonnée, c'est bien plutôt la paresse de notre esprit qui fuit la réflexion ; peut-être encore l'idée de se justifier de nos fautes en les attribuant à celui qui nous égare : c'est une justification commode, mais suffit-elle au médecin ?

IV. Le désir de rapporter à une classification quelconque les observations qu'on recueille, peut aussi dégénérer en abus, comme tel produire un effet nuisible, et déterminer une fausse application des médicamens. Que de raisonnemens faux fait celui qui veut asservir la nature à un ordre invariable, toujours le même : heureusement, pour se tirer d'embarras, on a recours aux combinaisons possibles. L'inconvénient est bien plus grand lorsque le nosographe s'éloigne de la nature ou de la méthode de l'analyse, dont on a vu de nos jours une si heureuse application à la médecine (1).

V. Une idée exclusive est également funeste dans les sciences médicales. L'éclat des plus grands noms en est terni. Plus d'un auteur est esclave de son opinion chérie, plus d'un praticien l'est de sa méthode. N'est-ce pas ainsi que se présentent Boërrhaave, Sthall, Sydenham, Stoll, son prédécesseur; Dehaen, etc. Le moins exclusif des médecins me paroît en général devoir être aussi le plus sage.

(1) Le rapprochement peu naturel des maladies ne conduit-il pas en effet à des fautes graves, non seulement dans le traitement, mais encore dans la connoissance des médicamens ?

Les

Les principes ne doivent même pas entièrement subjuguer notre raison ; il faut savoir en dévier quelquefois ; car l'expérience et les découvertes qui se succèdent les modifient à l'infini. Cette indépendance n'est qu'utile dans les sciences physiques et mathématiques ; mais dans l'art de guérir, si elle n'a des bornes, elle peut avoir de graves inconvéniens : l'étude de l'homme, les soins de sa santé demandent sans doute bien plus de réserve et d'attention. La médecine possède des principes immuables ; mais elle en a qui tiennent à ses révolutions, à son état actuel. Il est permis de vérifier l'exactitude des derniers : l'expérience les rejette ou les confirme, et devient ainsi la source de progrès rapides et vrais. On ne peut altérer les premiers. Ils sont sacrés.

VI. La supériorité que telle science prend sur les autres par la grandeur des découvertes, la rapidité des progrès, mérite une attention spéciale que justifie d'ailleurs la fureur des applications. L'influence des sciences physiques et mathématiques est connue et jugée ; celle de la chimie peut l'être, les matériaux existent. C'est le cas de dire que les sciences dont l'avancement est lent doivent s'humilier et recevoir la loi de celle qui domine ; mais chacune a son tour, et toutes les connoissances marchent alternativement vers leur perfection.

VII. J'ai signalé plusieurs obstacles aux progrès de notre art, dont l'application à la matière médicale est frappante; mais il en est d'autres intérieurs, si je puis parler ainsi, qui naissent de la vie ou des modifications qu'elle éprouve. Ses phénomènes sont anomaux en santé comme en maladie, parce qu'ils dépendent de propriétés qui le sont de leur nature. Prétendre qu'en médecine comme en physique tout est soumis à des lois fixes, constantes dans leurs effets, est une erreur grave et très-funeste. Les lois qui régissent l'économie animale se laissent modifier par une foule d'agens; leur propre exercice tend à les changer. Bichat, enlevé si jeune à la médecine, qu'il éclairoit de son génie, a parfaitement bien analysé ces deux ordres de puissances.

La direction vicieuse que reçoivent les forces vitales dans les maladies empêche souvent de découvrir la vérité; et le défaut de rapport entre les phénomènes de la vie et ceux qu'on trouve après la mort contribue encore à nous égarer. Cette discordance n'est pas sans exemple, ce qui diminue nécessairement la confiance que peuvent au premier abord inspirer les autopsies cadavériques. Les résultats de la mort varient donc comme les phénomènes vitaux.

La connoissance exacte des médicamens ne peut que souffrir de cette instabilité ; il est aisé d'en apprécier l'effet : nous y trouvons la solution d'un problême important, relatif à l'emploi du même remède dans des cas différens. On conçoit le fait ; mais chaque médicament a-t-il été considéré sous des rapports assez multipliés ? a-t-il autant de propriétés que d'effets il produit ? faut-il remonter à une propriété unique, mais modifiée par les anomalies vitales, selon que la nature est disposée à telle ou telle impression ? Le quina agit comme tonique, calmant, fébrifuge, expectorant ; est-ce comme tonique seulement qu'il est tour à tour calmant, fébrifuge, etc. ainsi que le pense Casimir ? Il n'existe pas d'antiphlogistiques déterminés, a dit Stoll ; un vomitif peut être digne de ce nom. Ne peut-on pas appliquer à toutes les classes de médicamens la pensée de ce grand observateur ? Voilà autant de problêmes dont j'abandonne la solution. Disons cependant que l'histoire des médicamens est difficile, encore imparfaite, non seulement quant à l'ordre dans lequel on peut les présenter, mais surtout quant à la connoissance de leurs effets, soit en vertu de propriétés qui leur soient inhérentes ou de changemens reçus dans le système organisé.

VIII. La variété des noms donnés aux remèdes, l'identité dans la dénomination de plusieurs autres, quoique différens, offrent de nouveaux obstacles aux progrès de la science médicale : après Hippocrate on en sentoit déjà toute la force ; mais c'est à la renaissance des lettres que les médecins ont pu en apprécier l'influence, lorsqu'ils sembloient borner leurs travaux à l'étude des anciens, à l'interprétation de leurs pensées et de leurs expressions (1). Les auteurs anciens qui ont traité des substances médicamenteuses doivent être lus avec une certaine méfiance. Il ne faut pas toujours les croire sur parole et faire une application rigoureuse de ce qu'ils ont dit ou fait (2) ?

---

(1) Voyez Leclerc, Hist. de la Médecine.

(2) Une confiance extrême dans les anciens faillit coûter cher à M. et à mad. Dacier : on sait ce qui leur arriva pour avoir copié une recette d'Athénée.

IX. La combinaison des remèdes est une autre source de difficultés. L'action réciproque de leurs principes constituans, encore peu connue, fait certainement varier leurs effets, trompe souvent l'attente du médecin. Que sera-ce si nous faisons entrer en ligne de compte le nouvel ordre d'affinités qui s'établissent entre elles et les matières animales contenues dans l'estomac? On sait que les muriates de baryte et de chaux se décomposent par les phosphates alcalins du suc gastrique, l'opium avec le tartrite antimonié de potasse ne provoque ni le vomissement ni le sommeil, mais devient sudorifique; la propriété fébrifuge du quina est augmentée par le tartre stibié. La poudre de Dower est encore une preuve que deux médicamens réunis peuvent produire des effets particuliers qui tiennent à leur réunion. Leur nature change-t-elle alors constamment? je pense que non : il est possible que deux impressions différentes se modifient mutuellement au point d'en exciter une troisième sur un système quelconque. Il paroît que l'économie animale stimulée de deux manières n'obéit ni à l'une ni à l'autre, mais bien au résultat de cette double action. Ces mélanges introduits dans nos organes ne sont-ils que les élémens de combinaisons nouvelles, qui seules ont un action ? Ici le champ des conjectures est vaste ; la réaction des corps médicamenteux entre eux, ou avec les sucs exhalés dans l'estomac, est loin d'être parfaitement connue.

La connoissance des changemens que l'action de nos organes imprime aux médicamens sera long-temps obscure et ne présentera que des données incertaines ; mais il est possible de se dédommager par l'étude des phénomènes qui frappent les sens. Que le désir d'étonner par la facilité de prescrire et de formuler soit réglé, et on trouvera moins de ces mélanges informes qui n'agissent que par le produit de la réaction des élémens qui les composent (1). L'art de combiner les médicamens n'est pas si facile qu'on le pense : leur alliance exige des conditions que tous les médecins ne

(1) M. Hufeland recommande dans les cas de congestion hémorroïdale, etc. l'union de l'extrait de pissenlit ou de chiendent avec le tartrite de potasse ; a-t-il prévu le changement qui s'opère dans le mélange, la décomposition du tartrite de potasse et la formation du tartrite de chaux ? j'en doute. (*Voyez* l'Analyse d'une potion faite avec ces deux médicamens et l'eau distillée de fumeterre, par M. Planche.)

peuvent peut-être pas remplir : attention, réflexion, expérience, connoissances étendues, heureux emploi de l'analogie ; voilà quels doivent être les guides du praticien (1).

Presque tous les médicamens se rapprochent par l'organe chargé de les recevoir et de les disposer à produire un effet. L'estomac est destiné à cet usage ; il les reçoit et leur donne peut-être les caractères qui les constituent tels. Ce n'est qu'après les avoir pour ainsi dire digérés, que leurs effets se font ressentir sur d'autres organes. Cette digestion me paroît essentielle ; qui sait même si la variété d'actions n'en dépend pas ? La multiplicité des phénomènes dont il est le siége dans cette hypothèse, ne doit étonner que celui qui ignore combien nos connoissances sont bornées. Il y a, j'en conviens, bien des exceptions ; par exemple, pour les substances appliquées à la

(1) C'est ainsi que M. Vandenzande, savant médecin d'Anvers, a été conduit à l'heureux emploi du muriate de mercure, de l'opium, de la jusquiame, unis ensemble, dans le traitement de la fièvre puerpérale. Cette alliance est fondée sur l'analogie, puisque chaque substance a tour à tour été employée par Horn, Michaëlis, etc. etc.

peau, celles qui sont âcres, corrosives, ont une action désorganisatrice, etc. etc.

Plusieurs difficultés se présentent encore : y a-t-il constamment double modification des propriétés vitales par les médicamens et des remèdes par les propriétés vitales ? sont-ils transportés à l'organe qui devient le siége de la médication, ou l'estomac seul influence-t-il à son tour les parties malades ? A peine existe-t-il quelques faits pour éclairer ces questions. On sait cependant que le mercure passe dans le torrent de la circulation, puisqu'il a été obtenu par la distillation du sang et de la bile d'animaux morts à la suite des frictions (1). Ses mauvais effets sont dissipés par les sulfures alcalins ou terreux ; le lait se charge des propriétés du séné, du jalap, de la rhubarbe, du mercure, etc. On sait aussi que les ferrugineux rendent la couleur du sang plus foncée, que les carbonates alcalins le rendent moins coagulable, etc. ; mais qu'est-ce en comparaison de ce qu'il importe de connoître ? (2)

(1) Zeller de Tubingue.

(2) Certains principes dans les médicamens comme dans les alimens se communiquent plus aisément à notre substance ; le volatil est dans ce cas.

X. La difficulté d'isoler la puissance de la nature de celle des médicamens nuit encore à une précision rigoureuse. Les complications des maladies troublent aussi les effets médicamenteux, modifient les médications mêmes. C'est sans doute la raison pourquoi tant de remèdes trompent celui qui les prescrit ou semblent sans action, quoique très-actifs.

Croire qu'une substance agira d'une manière déterminée chez un malade, parce qu'on connoîtra ses effets sur un homme sain, est un jugement précipité : raisonner ainsi, c'est s'exposer à revenir sur ses pas. On s'est toujours élevé contre l'application trop rigoureuse des expériences faites sur les animaux à notre économie, sous le rapport physiologique seulement ; ainsi je crois que les remèdes éprouvés en santé ne sont pas encore assez connus pour ne pas inspirer quelque méfiance au praticien sage. C'est, comme dans le premier cas, le moyen d'acquérir quelques données ; mais quelle différence entre la santé et la maladie !

XI. L'inexactitude du langage médical a nécessairement influé sur la matière médicale. On connoît la liaison des mots avec les idées :

les modernes qui, plus que les anciens, ont approfondi ce merveilleux enchaînement, en développant quelques idées de Bacon sur ce point de philosophie rationnelle, ont reconnu bien des erreurs et des abus (1).

En médecine où, plus que dans toute autre science, chaque partie tient à l'ensemble, on sent que cette influence est peut-être plus compliquée; car, indépendamment des causes communes, on a la multiplicité des systèmes qui se sont succédés en changeant plus ou moins la langue générale et particulière: de là le chaos que présente la matière médicale; de là une variété curieuse et piquante à la fois dans l'expression des faits. Dans les conférences médicales, on juge combien les mots, engendrés par telle ou telle manière de voir les phénomènes de la vie, influent sur le choix d'un médicament, son emploi ou la détermination des effets (2).

---

(1) On connoît l'influence des expressions trop générales. On doit éviter de multiplier les mots sans nécessité; mais n'en créer que lorsque les faits et la vérité l'exigent, est-ce courir après le néologisme?

(2) Les auteurs latins de médecine me paroissent offrir des exemples très-multipliés de cette incohérence de langage. Ils ont, sur-tout quelques-uns, abusé

XII. L'idiosyncrasie individuelle, la variété des tempéramens demandent une attention particulière sous le rapport qui nous occupe. Tel malade supporte un remède que tel autre rejette, si on n'a le soin de le masquer, d'en varier la forme ou la préparation; les exemples se présentent en foule, même chez les personnes qui jouissent d'une bonne santé. Ainsi j'ai vu le vinaigre déterminer le frisson chez une demoiselle, et un sentiment de chaleur chez une de ses parentes.

La dose des médicamens, l'habitude de leur usage ou de certaines impressions en font aussi varier les effets. Une foule de remèdes n'ont peut-être que des propriétés relatives, variables suivant l'état de celui qui s'en sert. Par exemple, la chaleur et le froid, objet de tant de discussions parmi les Browniens et leurs antagonistes, ne sont-ils pas tour à tour fortifians et débilitans, selon que le médecin

---

d'une langue morte pour exprimer les idées les plus étranges avec des mots qui ne le sont pas moins. Ces défauts ne choquent peut-être pas autant dans leurs écrits, parce qu'il est plus difficile de juger la valeur des expressions, l'impropriété des termes, et qu'il faut une attention soutenue avec une connoissance exacte de la langue latine.

persiste dans leur emploi ou que l'homme est exposé à leur action plus intense ou plus prolongée. Le raisonnement du docteur Giannini concilie d'ailleurs les opinions (1).

XIII. La double signification de certains mots a également modifié la science des médicamens. L'idée des spécifiques, une trop grande confiance en certaines substances sont autant d'obstacles plus ou moins puissans. Ajoutons-y enfin la négligence de plusieurs circonstances, l'oubli de plusieurs détails essentiels, et on concevra combien il reste à faire pour donner à la matière médicale toute la précision possible.

XIV. Parmi les moyens d'avancer cette branche principale de l'art de guérir, celle sans laquelle la médecine n'existeroit pas, le premier est sans doute de se prémunir contre l'influence des causes que je viens de désigner; le second est l'analyse chimique. Un jour peut-être elle enrichira nos connoissances, elle préviendra des tâtonnemens souvent dangereux; et en faisant connoître l'analogie des principes entre plusieurs substances, elle

(1) Voyez l'élégante traduction de son Traité des Fièvres par M. Heurteloup.

nous indiquera des remèdes qui seroient restés long-temps inconnus, ou qui ne l'auroient été qu'après des expériences plus ou moins téméraires. Jusqu'ici ses résultats ont été peu utiles ; ses procédés ne sont pas encore assez exacts. Quel rapport y a-t-il, par exemple, entre les principes constituans de la gomme arabique et son usage (1)? Il y en a peut-être plus entre la gratiole, remède, et le produit de son analyse (2).

XV. Il est une autre analyse extérieure, si on veut, qui donne la connoissance des caractères sensibles, qui a déjà fourni d'heureux rapprochemens entre les productions de la nature, et rendu de grands services à la matière médicale. Tous les êtres vivans, quelque variété qu'offre leur existence, se lient les uns aux autres par le principe qui les anime. Les formes extérieures sont parmi eux bien plus variées que parmi les corps inertes ; mais ce

---

(1) L'analyse donne un sel calcaire, le malate de chaux, plus souvent l'acétate ; du phosphate de chaux, du fer uni à l'acide phosphorique. (*Vauquelin.*)

(2) Matière gommeuse brune, matière résineuse particulière, amère ; du muriate de soufre en quantité, du malate de potasse. Le marc donne de l'oxalate et du phosphate de chaux et du fer. (*Vauquelin.*).

caractère, qui sert à les distinguer entre eux, est bien loin de détruire ce grand nombre de rapports qui constituent la méthode naturelle.

Cette analogie, qui frappe les sens chez les plantes, a beaucoup enrichi la matière médicale. M. de *Jussieu,* le premier, a fait sentir les avantages que la médecine en pouvoit retirer (1). M. de Candolle, après lui, a présenté un plus grand nombre de faits; son ouvrage peut conduire à des découvertes importantes ou mettre sur la voie.

La classe des végétaux fournit en effet à l'homme presque tous ses médicamens (2); comme vivans, ils paroissent plus propres à soutenir la vie; leur existence semble même se borner à lui fournir des alimens ou les moyens de guérir ses maux. Le principe vénéneux qui domine dans quelques plantes tourne aussi à notre utilité : c'est un remède

---

(1) Voyez son Mémoire inséré parmi ceux de la Société royale de Médecine, 1788.

(2) Il n'y a presque pas une plante que la médecine n'ait mise à contribution; *in botanologorum libris vix aliqua herba sit, cui febrim intermittentem pellendi virtutem non adjudicaverint.* (Strack, p. 19.)

puissant et souvent efficace dans les maladies chroniques (1).

L'analogie des phénomènes, des propriétés et des fonctions n'annonce-t-elle pas que c'est par une véritable élaboration que le principe médicamenteux est produit et plus adapté à notre organisation ? La comparaison des végétaux et des minéraux dans l'action qu'ils exercent sur nous, les soins que réclame l'usage de ces derniers en offrent encore une forte preuve. Les progrès qu'a faits la physiologie végétale, la connoissance plus intime de l'organisation des plantes donnent aujourd'hui plus d'étendue aux rapports entrevus depuis long-temps entre leur vie propre et celle des animaux.

Cette seule considération, indépendante de tout autre fait, conduit à penser que la qualité de médicament doit subir autant de modifications que la vie elle-même, varier selon le sol dans lequel croissent les végétaux, leur

(1) Les substances médicamenteuses se trouvent souvent confondues avec nos alimens ; elles donnent même à ces derniers un goût particulier qui les rend plus agréables. Les principes doux, acide, amer, âcre, aromatique ainsi mitigés sont loin de troubler les fonctions. (*Zuckert Materia Alimentaria.*)

âge, leur exposition, etc. On a observé que la quantité de nitrate de potasse que l'analyse découvre dans la chicorée, augmente ou diminue suivant la nature du terrain. Cette différence, sans doute générale à tous les corps du règne végétal et encore peu connue, est probablement la cause de la vogue donnée à certains remèdes par quelques praticiens et contestée par d'autres (1).

Une étude plus approfondie des plantes sous tous les rapports de leur existence pourroit concilier bien des opinions, et prouver que telle plante aujourd'hui inerte sera bientôt médicament précieux. Puisque le médecin, avant de prescrire, doit observer soigneusement son malade, en acquérir une connoissance parfaite, pourquoi n'apporteroit-il pas le même soin à celle du corps médicamenteux ? L'enchaînement est facile à saisir. La matière médicale souffre de cette négligence; que de lacunes sous ce point de vue !

Les procédés employés pour la préparation

(1) On peut appliquer aux remèdes un grand nombre des observations relatives aux alimens qu'on a faites sous le rapport du climat, de l'âge, du sol, etc. Ne sait-on pas que toutes ces conditions modifient le principe des végétaux ?

des médicamens simples font également varier les effets (1); leurs changemens mieux connus donneroient encore la solution de plusieurs difficultés que présentent les auteurs. C'est le cas de dire avec Celse... *Neque respondet ei plerumque non solum conjectura, sed etiam experientia.*

XVI. Les impressions que les différens corps de la nature font sur nos sens, peuvent nous éclairer dans la connoissance des substances médicamenteuses et de leurs effets : on ne doit pas les négliger, puisqu'elles donnent plus de poids à l'analogie et en augmentent les sources : mais sous ce rapport, chaque sens n'a pas la même valeur. L'œil me paroît le meilleur guide : il nous découvre les caractères les plus nombreux; par lui nous saisissons la variété des formes et des couleurs, l'ordre, la disposition des parties; nous devinons presque le mécanisme intérieur des plantes par l'examen de leur extérieur. La vue éclairée par le toucher peut donc seule augmenter les ressources du médecin.

Le goût tient le second rang; c'est par une analyse particulière qu'il procède; un seul

(1) Voyez les Pharmacologues sur les extraits.

réactif, la salive lui fait connoître toutes les saveurs appréciables, car beaucoup lui échappent, par exemple, celles des corps, qui ne sont pas dans une division suffisante, ou qui résistent au moyen de dissolution. La comparaison des saveurs entre elles et avec celles qui sont inhérentes aux médicamens connus est donc encore une autre voie d'étendre nos connoissances.

L'odorat se rapproche du goût par la nature de ses fonctions comme par son utilité médicale. Ici se présente une question intéressante à discuter, mais difficile à résoudre, au moins d'une manière directe. Parmi les sensations que le goût et l'odorat procurent, comme en général parmi toutes les sensations possibles, il en est d'agréables et d'autres qui sont pénibles. Quelles sont celles qui peuvent éclairer la connoissance particulière des alimens ou des médicamens? Toutes peuvent-elles également servir de guide? Les physiologistes en général pensent qu'aux substances alimentaires appartiennent les premières sensations. Haller a dit : « *Mihi quidem est quàm persuasissimum nullum cibum salubrem esse qui feteat.... contrà non facile insalubrem credam cibum reperiri cui gra-*

tus odor sit. » Les odeurs opposées seroient donc l'attribut des remèdes ? On peut penser de même à l'égard des saveurs, puisque le même auteur dit du goût : « *Gustus olfactui subvenit, si quando deficit ejus custodia.* »

L'étude des médicamens soumis à l'épreuve du goût et de l'odorat, prouve en effet que les qualités désagréables prédominent parmi eux, caractérisent en général les plus énergiques ; mais à ce sujet on ne peut encore avoir une opinion exclusive, car le plaisir et la peine sont relatifs et soumis aux modifications de la sensibilité. On n'a donc que quelques données? Les médicamens les mieux connus n'exercent quelquefois qu'une action relative.

Le sens de l'ouïe est étranger aux recherches médicales : il peut tout au plus servir dans les médicamens tirés du règne minéral ; mais ici c'est à l'analyse chimique qu'on doit recourir ; les caractères extérieurs ne donnent que des bases incertaines.

Tel est l'aperçu de l'influence des sens sur les progrès de la matière médicale.

XVII. L'étude plus rigoureuse des forces vitales, des nombreuses modifications qu'elles reçoivent dans le double état de santé et de maladie, du tempérament, de l'âge, du climat, ne peut manquer de donner à l'histoire des médicamens une exactitude qu'on désire encore pour le plus grand nombre. La juste appréciation de leurs phénomènes me paroît d'une importance extrême, car les effets varient sans doute autant que leur état. La structure particulière des organes, chaque maladie aiguë ou chronique, la prédominance d'un système, d'une fonction, donnent à la vie un caractère particulier, changent la susceptibilité, et par conséquent l'action que les corps extérieurs peuvent exercer sur elle; son aptitude aux impressions est augmentée ou diminuée et enfin modifiée de tant de manières, que plusieurs sont plus faciles à concevoir qu'à prouver par des signes sensibles; mais ce n'est pas une raison d'en nier l'existence ou d'en abandonner la recherche.

La connoissance exacte des propriétés vitales et des perturbations qu'elles éprouvent est donc d'une utilité majeure; le médecin doit y trouver la clef de plusieurs phénomènes qui l'embarrassent, l'origine des maladies, ainsi que des signes ou de la plupart des symptômes (1); car, en dernière analyse, nos infir-

(1) C'est, dit M. Corvisart, à la perturbation des

mités, au moins celles qui se développent en nous, parce que la raison en existe en nous, se lient à une altération primitive de la sensibilité et des différentes espèces de contractilité.

Jusqu'ici on s'est plus occupé des forces vitales en physiologiste qu'en médecin : on a saisi un très-petit nombre des caractères qu'elles ont dans les maladies comme causes ou effets. *Leur quantité*, qui est peut-être celui qui frappe le plus, a été discutée par les Browniens et en a reçu une valeur trop exclusive ; on n'a vu qu'excès en plus ou moins. Mais dans cet état même, ne sont-elles pas modifiées à l'infini, et ne donnent-elles pas lieu à d'autres considérations également utiles ? La doctrine de Brown, séduisante par sa simplicité et vraie sous quelques rapports, tombe, faute de bases assez nombreuses, car en médecine, tout système qui ne repose que sur deux points est nécessairement fragile, sur-tout quand il est fondé sur l'état des forces.

---

lois, des actes et des mouvemens vitaux dans les viscères que la nature jette les fondemens des maladies organiques. (Mém. sur les Maladies du cœur, Discours préliminaire.)

M. Richerand a saisi plusieurs des caractères que les fièvres impriment aux forces; mais son travail est sans doute trop borné, car il auroit pu l'étendre à d'autres affections. Cette étude n'est-elle pas justifiée par la multiplicité des maladies, des organes, des tissus qui les composent et la vie propre à chacun d'eux? Elle présente cependant des difficultés; par exemple, la nécessité des termes abstraits ou figurés, et l'obligation de s'en rapporter à des sensations ou à des impressions que la sensibilité et l'irrégularité des jugemens modifient ou peuvent rendre quelquefois suspectes; mais ici comme par-tout il faut multiplier les observations.

Voici l'ébauche d'un travail que j'ai toujours désiré étendre et développer dans ses rapports avec les maladies et l'administration des médicamens. J'ai quelques matériaux, mais ce n'est pas ici leur place.

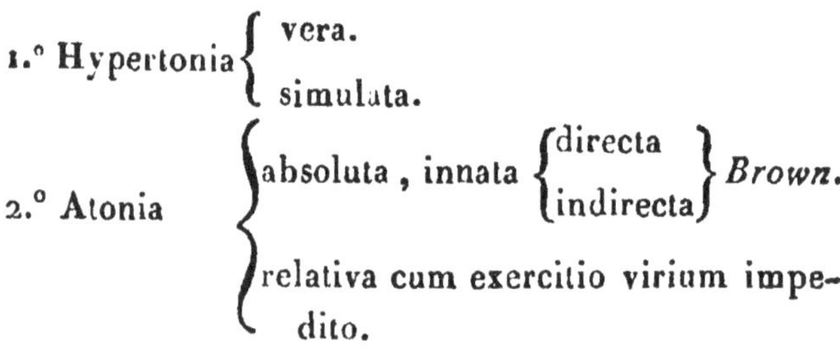
1.° Hypertonia { vera. / simulata.

2.° Atonia { absoluta, innata { directa / indirecta } *Brown.* / relativa cum exercitio virium impedito.

3.. Oppressio

3.° Oppressio. . v.	13.° Defectio. . . . . v.
4.° Fractura. . . v.	14.° Attritio. . . . . v.
5.° Contusio. . . v.	15.° Resolutio. . . . . v.
6.° Ataxia. . . . v.	— Vires resolutæ (*Barthez*).
7.° Sideratio . . v.	16.° Concentratio { interna / externa } v.
8.° Suspensio. . v.	
9.° Torpor (1) . v.	
10.° Diminutio. . v.	17.° Perturbatio. . . . . v.
11.° Prostratio. . v.	18.° Jactitatio. . . . . v.
12.° Aberratio. . v.	19.° Compressio. . . . . v.

Ces caractères positifs des forces ne sont pas les seuls ; l'étude en augmentera sans doute le nombre et fournira les moyens de les apprécier. Leur connoissance ne peut être négligée dans la pratique, comme dans toute distribution des maladies. Etudions enfin les anomalies vitales, car elles sont loin d'être toutes prévues ; ne limitons pas le pouvoir des principes qui animent l'organisme : c'est le moyen de découvrir la vérité dans l'étude des médicamens, et de concilier bien des

(1) *Vel somnus virium.* Ce mot paroît convenir pour désigner l'état des forces dans plusieurs fièvres de mauvais caractère qui réclament l'emploi des excitans. Si la foiblesse étoit le seul élément à combattre, conçoit-on que les moyens employés produisissent d'aussi heureux effets? n'auroit-on pas à redouter un épuisement plus grand?

contradictions qui ne sont qu'apparentes. Cette recherche peut, au premier abord, paroître subtile; mais *nusquam magis quam in minimis tota est natura* (Pline).

Telles sont les réflexions que je me suis permises et qui seroient sans doute susceptibles d'un plus grand développement.

Je reviens à l'Essai sur la Digitale pourprée : son objet est de prouver que les propriétés de cette plante ne sont pas celles qu'on lui a données jusqu'ici. L'auteur a varié ses observations sous les rapports de l'âge, des sexes, etc.; enfin toutes les parties en ont été discutées dans le sein de la Société d'Edimbourg. M. Sanders est en outre auteur de plusieurs ouvrages estimés : que de titres pour inspirer la confiance ! (1)

---

(1) M. Gassuau, chirurgien de première classe de la marine, qui a long-temps habité l'Angleterre en homme instruit, m'a communiqué l'Essai sur la Digitale pourprée, et le Traité du même auteur sur la Phthisie pulmonaire : l'amitié et la reconnoissance l'en remercient.

ESSAI

ESSAI
SUR
LA DIGITALE
POURPRÉE.

CHAPITRE PREMIER.

SECTION I.ere

Observations préliminaires.

LA Digitale a long-temps été le sujet de mes recherches; l'étude de ses effets immédiats sur l'économie animale a même précédé celle des médicamens en général et de leur manière d'agir, comme partie essentielle de mon éducation médicale. La force et la fréquence des pulsations en étoient le résultat coustant. Je connoissois alors si peu la pratique des médecins, que je ne doutois pas qu'ils ne voulussent l'obtenir, lorsqu'ils prescrivoient cette plante : aussi ne fus-je pas peu surpris d'apprendre qu'on la regardoit comme un sédatif direct, possédant la propriété remarquable de diminner le *momentum* du sang, la force et le nombre des contractions du cœur.

Les partisans d'une opinion si opposée à la mienne m'en imposèrent d'abord ; je conclus que mes observations étoient inexactes, je résolus d'en trouver la cause. L'occasion se présenta bientôt de vérifier mes expériences ; j'administrai la teinture avec beaucoup de soin et presque malgré moi, j'obtins toujours l'opposé de la diminution immédiate de la force ou de la fréquence du pouls. Les docteurs Duncan et Hume la donnèrent sous mes yeux à plusieurs phthisiques, heureusement même, mais avec des résultats conformes aux miens. La pratique de MM. Gloster et de Courcy-Laffan confirma aussi mes observations.

SECTION II.

Effets de la Digitale sur le pouls des personnes en santé.

Les faits que j'avois recueillis me donnèrent quelque confiance : je commençai à croire que ceux qui avoient écrit sur la digitale avoient pu se tromper. Je proposai alors à plusieurs de mes amis d'entreprendre une suite d'expériences pour déterminer invariablement les propriétés médicales de cette plante : nous convînmes de nous y soumettre ; quelques-uns de nous consacrèrent sur-tout leur temps et leur attention à l'étude de ses effets sur les maladies.

Je tairai les noms de la plupart de ceux qui se joignirent à moi ; mais je dois des remercîmens particuliers aux docteurs Jonhston, Henri Davies, David, M. Laggan, Georges et John Gordon, James Low, Allan Burns, lecteur d'anatomie et de chirurgie à Glasgow, etc. etc.

La dose de teinture étoit de 10 à 30 gouttes dans un verre d'eau froide. L'effet général de ces petites quantités étoit toujours d'augmenter la force et la fréquence du pouls, que deux de nous observoient soigneusement. Nous nous assurâmes avant tout que la même quantité d'eau ne produisoit aucun effet sensible seule, ni en y mêlant une quantité d'alcohol égale à celle de la teinture de digitale : il étoit donc évident que ce qui frappoit nos sens appartenoit au médicament.

L'esprit humain est singulièrement fécond en objections, lorsque les faits qu'on observe s'éloignent des opinions adoptées. Cette faculté de notre esprit, souvent nuisible, n'en a pas moins contribué aux progrès des sciences. Les médecins qui me combattirent avoient les motifs les plus purs, et comme je ne désirois pas moins la vérité, je les engageai à observer avec moi. Tous se sont enfin convaincus de l'action stimulante de la digitale.

L'un d'eux pensoit que l'attente d'un effet agissoit sur le moral de manière à le produire ; je croyois à une influence inverse ; nous fîmes de nouveaux essais dans cette vue sans remarquer aucune différence. Il reste donc prouvé que cette cause modifie très-peu l'action de la digitale, si toutefois elle le fait. L'eau colorée avec des substances inertes, donnée à des personnes qui croient en avaler la teinture, ne produit aucun changement dans les pulsations, et si le remède est administré, le système sanguin s'en ressent au moment même ; nouveau résultat qui confirme le premier.

Quelques personnes étrangères à la médecine, qui par conséquent s'intéressent fort peu aux théories médicales, habituées par mes soins à observer le pouls de leurs parens ou amis qui prenoient la digitale, m'ont assuré que les battemens devenoient plus forts et plus fréquens : la dose n'est pas plutôt avalée que ce changement devient perceptible. Quelquefois le pouls est incertain pendant quelques secondes ; mais il se régularise et devient plus fort, plus fréquent. On observe aussi une légère irrégularité accidentelle dans la force et la succession des battemens, même pendant une heure : souvent la première existe seule et *vice versâ :* l'une précède aussi quelquefois l'autre ; mais en général elles arrivent simultanément. J'ai encore remarqué qu'après une forte dose, le pouls sembloit s'arrêter un moment, pour redoubler d'activité. Chez quelques personnes, les pulsations diminuoient en nombre en même temps qu'elles étoient plus fortes, ce qui arrivoit seulement lorsque le pouls étoit irrégulier avant ou après avoir pris la teinture ; en effet si les mêmes personnes la prenoient dans un autre temps, les pulsations suivoient la règle générale.

L'action de la digitale n'est pas momentanée, sa durée est relative à la constitution. Des deux mille expériences qui me sont propres ou dont j'ai été le témoin, toutes ont présenté la plus grande uniformité : savoir; la vélocité et la force du pouls.

J'examinai ensuite ce qui arrive à une personne saine, qui a été long-temps soumise à l'action de cette plante ; je suis moi-même le sujet d'une observation.

Pour connoître l'état ordinaire de mon pouls, je dressai pendant plusieurs jours une table des pulsations avant les repas, etc. Le matin, avant de prendre aucun exercice, il étoit foible et battoit 60 fois; le soir, après deux heures de repos, il étoit encore foible, mais réduit à 56. Ce point déterminé, je commençai le 24 mai 1805 par 15 gouttes de teinture soir et matin. Les premiers trois jours, 70 pulsations le matin, 66 le soir: j'étois bien, si j'en excepte quelques légers élancemens dans la poitrine, passagers même. Le 27, 25 gouttes. Le 28, nuit agitée; chaleur; fièvre; douleur de poitrine, sensible au toucher, moins vive le matin. Avant déjeuner, 76 p. le soir, 70.

29. Dans la nuit, tranchées, qui ne se calmèrent que vers les trois heures du matin; pendant le jour, pesanteur à la tête; anxiété; malaise; embarras dans la poitrine; pouls comme la veille.

30. Sommeil léger pendant la nuit; j'éprouvois cette agitation morale que donne le vin ou l'opium. 80 p. le matin; 90 le soir; dans le jour, 50 g.

31. Je me sentis assoupi la veille en me couchant; sommeil peu profond; sentiment incommode de pesanteur à la tête, que calma

une hémorragie nasale survenue le matin; assoupissement; impossibilité de me livrer à l'étude jusqu'au soir; appétit inégal; le pouls comme hier.

1.er juin. Je ne pris plus de teinture : tête encore lourde; sommeil plus paisible que la nuit dernière; appétit inégal; étude difficile; même nombre de pulsations : laxatif avec l'aloës et l'extrait de jusquiame; régime rafraîchissant.

2 juin. Sommeil naturel; appétit encore dérangé : les symptômes sont à peu près les mêmes : 78 pulsations pleines. Le huitième jour le pouls revint à son type ordinaire.

Cette observation suffit déjà, je pense, pour établir la propriété stimulante de la digitale chez les personnes en santé, et prouver presque que son usage prolongé produit des symptômes inflammatoires.

SECTION III.

Observations qui confirment la propriété stimulante de la Digitale donnée aux malades.

L'influence que la digitale exerce sur l'homme sain précède ici celle qu'en reçoit l'homme malade ; mais c'est renverser l'ordre de mes essais, car la dernière fixa d'abord mon attention. Les premiers malades dont j'ai recueilli l'histoire étoient confiés aux soins des plus grands médecins, je ne prescrivois aucun remède : observateur attentif, je notois simplement les symptômes et les changemens qui survenoient, tant dans le pouls que dans l'état général de l'individu pendant l'administration du remède.

OBSERVATION I.re

N... âgée de 46 ans, d'une taille moyenne, avoit le teint vermeil, les yeux et les cheveux noirs, un caractère irascible; la joie et la tristesse étoient alternativement peintes sur sa figure : elle eut en septembre 1802 un catarrhe violent qui céda à la méthode rafraîchissante, mais en laissant à sa suite de légères douleurs dans la poitrine avec chatouillement à la gorge, toux sèche peu vive, que l'exercice aggravoit. Ces symptômes augmentèrent insensiblement. En décembre, impossibilité de se coucher sur le côté gauche; le pouls élevé dans trois mois de 60 à 70 p. étoit maintenant foible et en avoit 90. Nuits agitées; tristesse dans le jour; le désir de la mort, que la malade avoit souvent manifesté depuis celle de son mari, aujourd'hui presque continuel. Pour calmer sa douleur, elle avoit recours à l'opium sous forme de teinture : la dose en étoit portée à la quantité de cinq cuillerées à thé, dont chaque en contenoit au moins 100 gouttes. Langueur extrême le matin ; vomissemens ; selles naturelles ; urine haute en couleur ; le thé incommode (1).

En janvier 1803, on réduisit la teinture d'opium à 30 g. deux fois par jour ; 10 g. de teinture de digitale à prendre trois fois dans les 24 heures. La dose de cette dernière fut graduellement portée à 20 g. ; le pouls augmentoit toujours en force et en fréquence ; il s'élevoit à 100 p. et continuoit ainsi pendant une heure ou deux. La malade est moins triste, se croit guérie : même prescription ; on mit seulement quelques intervalles d'un jour dans l'emploi du remède. Enfin cette femme étoit si bien, qu'elle ne continuoit le traitement que pour ne pas payer, disoit-elle, d'ingrati-

---

(1) Mon ami, le docteur Bouin, a fait connoître les inconvéniens du thé. Sa Dissertation, aussi-bien pensée que bien écrite, renferme des faits particuliers qui en augmentent le mérite. (Note du Trad.)

tude la plante qui lui avoit rendu la santé. Ce soulagement fut momentané ; la maladie empira bientôt avec frissons, fièvre hectique violente ; 120 p. par minute. Dans le chaud on en comptoit même 150 ; dans le froid on les sentoit à peine, tant elles étoient foibles : crachats purulens. On abandonna la digitale, croyant qu'elle étoit nuisible ; reprise ensuite, elle amélioroit le pouls, le rendoit plus régulier. Je n'ai pas besoin de dire quelle fut l'issue de la maladie.

OBSERVATION II.

C.... veuve, mère de neuf enfans, âgée de 39 ans, fut reçue à l'hôpital des femmes en couche à la fin de mai 1803. Elle portoit tous les caractères d'une prédisposition à la phthisie, nul doute même que cette cruelle maladie n'eût déjà commencé ses ravages : dans cet état de choses, je pus à mon aise observer les effets de la grossesse et de l'accouchement.

Cette femme avoit tous les soirs les jambes enflées, ainsi qu'on l'observe ordinairement sur la fin de la grossesse, sur-tout quand il y en a eu plusieurs. On auroit encore pu lui attribuer d'autres maux, si depuis trois ans il n'avoit èxisté une toux sèche, avec difficulté de respirer au moindre exercice ; une douleur légère au côté gauche, etc.

Le pouls étoit tranquille, irrégulier ; mais il offre des variétés nombreuses dans la grossesse, beaucoup plus que dans toute autre circonstance : on pourroit donc ne pas attribuer cette irrégularité à l'état de la poitrine.

Le 3 juin, après un travail très-court, la malade mit au monde un enfant mâle : à la délivrance succéda une foiblesse extrême ; elle reprit bientôt ses forces, et dans quinze jours elle put sortir de l'hôpital.

Depuis l'accouchement jusqu'à la sortie, le pouls avoit eu 120 p. ; les extrémités restèrent œdémateuses.

C.... ne tarda pas à réclamer mes soins ; son état étoit digne de compassion : les mamelles étoient enflées, dures, noueuses ; le pouls fort avoit encore 120 p. : langue sale ; face colorée; difficulté de respirer ; extrémités engorgées ; symptômes inflammatoires avec une grande foiblesse. Le gonflement du sein se dissipa par l'usage répété des sels purgatifs ; un vésicatoire sur la poitrine, souvent renouvelé, en diminua l'embarras. Tout sembloit concourir à la guérison, lorsqu'il survint tout à coup une suffocation imminente :

pouls foible ; 120 p. : les symptômes de phthisie pulmonaire, d'ascite, d'anasarque, d'hydrothorax, firent des progrès alarmans.

Dans cet état vraiment désespéré, je pensai qu'il convenoit d'essayer la digitale combinée avec le meilleur régime possible; le ventre étoit libre (demi-grain de feuilles de digitale soir et matin, demi-once de kina dans le jour). Le pouls ne *diminua pas pendant trois semaines*, il resta fréquent, régulier et fort : urine abondante; diminution de l'enflure. L'espoir de guérir ranime la malade, elle tient à une existence qui ne lui laisse entrevoir que des malheurs et une extrême misère.

Vers la fin de cette époque, pouls foible, intermittent ; 55 ou 60 p. ; 30 g. de teinture d'opium deux fois le jour remplacent la digitale ; même régime. Le 3e. jour le pouls étoit bon ; mais les symptômes étoient plus intenses ; 70 pulsations. Je repris alors la digitale à plus forte dose ; mêmes phénomènes : pouls cependant plus élevé, retombant en peu de temps : je revins au laudanum qui paroissoit convenir davantage ; j'observai plusieurs fois de semblables résultats. D'autres stimulans furent en vain essayés pour relever l'énergie du systême sanguin. La scille, le muriate de mercure à l'intérieur, demi-gros de pommade mercurielle en friction aux extrémités, n'affectèrent point les glandes salivaires ; et telle étoit l'opiniâtreté de la maladie, qu'elle n'en éprouva aucun changement favorable.

L'hydropisie fit des progrès, les pieds devinrent douloureux, il s'y forma des ampoules larges, rayées, semblables à celles que produit l'eau bouillante ; la gangrène des extrémités s'annonça, s'étendit et termina enfin l'existence de cette infortunée.

L'événement fut utile à mon instruction, il confirma l'assertion du docteur Hamilton, qui, dans son Traité des Accouchemens, dit que, si plusieurs jours après la délivrance le pouls reste fréquent à 100 p. ou plus, il est certain qu'une maladie cachée mine la constitution, et ne tardera pas à s'annoncer de la manière la plus effrayante. Le même observateur assure que la mort est la suite inévitable de l'accouchement chez une femme phthisique : cette remarque fait honneur à sa sagacité (1).

---

(1) On sait depuis long-temps, et avant M. Hamilton, que la grossesse semble arrêter la marche de la phthisie, son développement même, comme pour

OBSERVATION III.

M.... âgé de 15 ans, porteur d'engorgemens scrophuleux des glandes, des muscles, des os, avoit en outre des symptômes de consomption pulmonaire, un moral très-développé, une tête énorme. Ses maux s'annoncèrent après un froid rigoureux, éprouvé dans le nord de l'Ecosse. Tumeurs molles aux angles de la mâchoire inférieure, au côté droit des vertèbres dorsales et lombaires, aux articulations des extrémités supérieures et inférieures. Le sommet de ces dernières étoit ulcéré, brun; il en découloit une matière

---

ménager la vie du fœtus; on sait encore qu'après l'accouchement elle continue ses ravages, ou se déclare s'il y a prédisposition. *Gravidæ arctiorem thoracem gerentes, gravia sibi embryonique inducunt mala. Mulieres valetudinariæ, hemicraniæ, hæmoptysi, arthritidi obnoxiæ, ubi alvo gerunt, aliquandò saniùs valent, forsan in embryonem translato vitio.*

Klein rapporte l'exemple d'une jeune femme goutteuse, qui, pendant ses grossesses, jouissoit d'une bonne santé; mais qui, après avoir mis au monde des enfans foibles et rachitiques, *reliquo tempore articulorum tormentis, contracta tota membris excarnificabatur semper.* (Note du Trad.)

épaisse, transparente, quelquefois fétide, et entraînant des portions d'os carié. Ces tumeurs et ulcères étoient sur-tout remarquables aux articulations des pouces : appétit vorace ; goût prononcé pour les alimens salés et poivrés, les liqueurs fortes ; crachats en apparence de même nature que la suppuration ; sédiment de l'urine ou rouge ou blanc ; constipation : 110 à 120 p.

Le malade prit pendant six semaines, soir et matin, un demi-grain de feuilles de digitale avec un grain de muriate de mercure. Ce traitement dégagea la poitrine, diminua la suppuration, rendit le pouls plus plein, plus régulier, mais sans changer le nombre des pulsations. On suspendit la digitale pendant deux jours, parce qu'il y eut des vomissemens et exaspérations des symptômes. Est-ce à cette plante que je dois attribuer ce changement funeste ? J'en doute, car il n'y avoit eu aucune diminution des battemens. La même chose avoit d'ailleurs été observée avant l'usage de la digitale.

Je la remplaçai cependant par le muriate de chaux à la dose de demi-gros par jour : le malade s'en trouva bien sous tous les rapports : au bout d'un mois il put se promener ;

mais l'amélioration ne dura pas, quoiqu'on continuât l'usage de ce sel.

La poitrine étoit dans le même état; mais la fièvre hectique, du genre des continues dont on trouve la description dans Galien, faisoit des progrès rapides. Les os, les muscles, les glandes, les membranes, le tissu cellulaire, dans une altération difficile à décrire, offroient l'image de la destruction : cet infortuné paroissoit insensible; enfin les douleurs devinrent plus vives; la toux plus forte, l'expectoration plus copieuse, et l'opium, la seule ressource du malade et du médecin. Plusieurs côtes se fracturèrent; intégrité des facultés intellectuelles jusqu'au dernier moment, offrant un contraste singulier avec un marasme complet (1).

---

(1) Cette histoire donne l'idée des ravages que peut faire le vice scrophuleux ; on y voit que le développement du moral dans l'enfance peut en être regardé comme un caractère d'une grande valeur. Cette énergie des facultés morales chez les enfans au bord de la tombe, ou chez les jeunes gens frappés d'une maladie mortelle, étonne souvent l'observateur. Ne peut-on pas dire avec *Zimmerman*, que la nature veut faire parcourir en un instant à ces êtres malheureux tous les périodes de la vie, et nous avertir qu'on ne doit la

Ces

Ces trois Observations prouvent sans doute que les propriétés de la digitale n'étoient pas bien connues, et que ceux qui vouloient par ce moyen ralentir la circulation étoient fortement dans l'erreur.

SECTION IV.

Observations qui prouvent l'action stimulante de la Digitale, comme son effet primitif.

En février 1805, M. Arrindel et moi convînmes d'observer plus exactement qu'on n'avoit encore fait les propriétés de la digitale : nous résolûmes de prolonger nos visites auprès des malades, et de comparer l'état antérieur du pouls pendant plusieurs jours avec le changement que produisoit la plante, objet de notre étude : nous comptions même les pulsations plusieurs heures avant et après chaque dose.

OBSERVATION I.re

2 mars 1805. M. William Shirreff, âgé de

---

calculer que par les progrès de l'intelligence. *In pueris ægrotantibus sæpè notavi ultrà ætatis sortem crescentis ingenii, sermonisque et officiorum insolitam novitatem, non defuturæ mortis certum fuisse indicium.* Pecklin (Note du Trad.)

dix-huit ans, avoit un teint frais, coloré, des yeux brillans, les cheveux noirs, l'esprit fin, un génie actif, entreprenant.

Ce jeune homme se livroit aux exercices du corps; animé par quelque passion, ses regards exprimoient fortement l'agitation de son ame; mais la nature, comme pour rendre nulles tant de faveurs, avoit placé dans sa constitution le germe d'une maladie grave.

Depuis plusieurs années, douleurs dans le thorax, sur-tout au côté gauche; parfois crachement de sang toujours combattu par la saignée et les rafraîchissans jusqu'au 4 février dernier.

La veille de la dernière hémoptysie, le malade se promenant avec un de ses amis glissa et tomba à la renverse, les mains derrière la tête : en se relevant, il se plaignit de douleurs à la poitrine, de malaise, etc. Le lendemain, occupé à faire un tableau dont Marie, reine d'Ecosse, étoit le sujet, il sentit tout à coup une douleur vive à l'estomac, une chaleur brûlante dans la poitrine, et de suite il vomit du sang rouge et rutilant.

Le malade fut saigné de suite ainsi que le jour suivant. Appelé le troisième jour en l'absence du premier médecin, je le trouvai pâle défiguré ; il vomissoit du sang presqu'à chaque minute ; on s'attendoit à le voir périr d'un moment à l'autre.

Quoique je n'eusse aucun droit de m'immiscer dans le traitement, cependant dans un état si désespéré je fis appliquer sur la poitrine de la flanelle trempée dans un mélange d'eau et de vinaigre à froid, ce qu'on ne fit même qu'après avoir été témoin d'un nouveau crachement plus abondant : ce moyen simple arrêta l'hémoptysie.

Le lendemain ma conduite fut approuvée par le médecin ordinaire, qui ordonna encore la même application, s'il étoit nécessaire.

Le malade parut entrer en convalescence pendant quelques jours ; mais il conserva une toux forte avec une douleur sous le sternum : il dormoit peu, avoit quelquefois un mouvement de fièvre, sans frissons. Au bout de dix jours, ces symptômes diminuèrent considérablement, ils furent remplacés par une expectoration abondante.

2 avril. On prescrivit la teinture de digitale : M. Roberton et moi fûmes chargés d'en observer les effets. Le pouls battoit ordinairement 96 fois par minute, et n'étoit pas fort; mais à 4 heures il varia de 94—96 ; immédia-

tement après avoir pris 11 gouttes de teinture, il battit 100 fois et devint plus fort.

3. A 10 heures : nuit tranquille ; le malade a pris quelque nourriture le matin ; le pouls de 100 pulsations s'éleva à 106 après 11 gouttes de teinture; 4 heures de repos dans le jour ; pouls plein ; 100 p. ; leur nombre augmenta par la même dose du remède.

4. Même état que la veille.

5. A 10 heures : 104 pulsations régulières; pouls rendu plus fréquent d'abord par 11 g. de teinture, et plus fort quelques minutes après. Hier et aujourd'hui la digitale a paru exciter la toux ; difficulté de respirer ; crachats moins abondans, moins fluides ; battemens des artères de la tête et du cou singulièrement forts et fréquens, sur-tout durant la nuit ; insomnie.

On prescrivit au malade une potion calmante, opiacée, qu'il continua même de prendre tous les soirs, parce qu'il en retiroit du soulagement et du repos. Ce jeune homme qui avoit étudié l'anatomie dans ses rapports avec la peinture, observoit son pouls avec une attention particulière ; le moindre changement l'alarmoit ; il envoya même chercher

M. Roberton quelques jours après, parce qu'il craignoit qu'il ne cessât de battre.

A 4 heures du soir, soif; fièvre; agitation; assoupissement tout le jour; 105 p. fortes; 11 g. de teinture en portèrent le nombre à 112, dont la force augmenta encore en peu de minutes. A 11 heures, les symptômes étoient plus intenses; 120 p. Un instant avant ma visite, le malade avoit pris sa potion, qui l'avoit un peu soulagé.

6. A 10 heures: figure rouge, exprimant l'anxiété; respiration plus diffficile; douleur au côté droit; légère surdité; état alarmant jusqu'à 3 heures du matin; alors le malade s'endormit, il se trouva mieux; 128 p.: l'oxicrat en vapeur avoit un peu soulagé.

L'état du pouls et des symptômes avoit tellement empiré depuis l'emploi de la digitale, que je doutois s'il falloit en continuer l'usage; mais comme le malade paroissoit perdu, presque sans ressource, et que dans ces circonstances, selon les auteurs, la digitale convient plus particulièrement, il fut résolu d'en porter la dose à 15 g. deux fois par jour, et d'observer en même temps avec le plus grand soin, afin d'y renoncer s'il survenoit un changement plus funeste. En revenant au lit du malade, nous trouvâmes le pouls plus calme; il n'avoit plus que 120 p.

Cette circonstance me fournit une leçon que je crois importante dans l'art d'observer. Si nous avions donné le remède pendant l'exacerbation, lorsque nous vîmes d'abord le malade, la rémission auroit également pu avoir lieu, et certainement nous aurions attribué à la digitale un effet indépendant d'elle. On en donna encore 15 g. qui rendirent le pouls plus fort : le malade témoigna le désir de ne plus en prendre. A 4 heures, agitation; suffocation comme dans l'asthme; face livide; pulsations irrégulières. Un gros d'éther sulfurique produisit une sortie impétueuse de vents par en haut, et du calme; 120 p. pendant 15 minutes. Lorsque je donnai 15 autres g. de teinture, le pouls devint variable, et en trois minutes il se fixa à 126 p. plus fortes et plus régulières.

7. Je vis le malade le matin avec M. Roberton; il avoit éprouvé pendant la nuit plusieurs paroxysmes de dyspnée. Sommeil vers 5 heures du matin; à 8 heures nouveau redoublement qui amena du calme; 116 p.; peau froide; 123 p. immédiatement après avoir pris 15 g. : l'agitation augmenta ainsi que la difficulté de respirer. A 4 heures après midi, vési-

catoire sur le côté à cause de ce dernier symptôme ; agitation ; assoupissement ; 114 p. quelquefois irrégulières, mais jamais fortes ; 15 g. augmentèrent encore l'irrégularité : en 3 minutes il y en eut 120 ; toux légère ; mais le malade toussoit avant de prendre la teinture : crachats moins abondans en forme de petits globules épaissis.

8. A 10 heures : la teinture avoit été donnée 15 minutes avant ma visite. Le pouls battoit avant 112 p., et après il s'éleva à 126 plus fortes ; agitation. A 4 heures : symptômes plus intenses ; délire ; pouls variable de 150 à 158 p. Le malade demandoit souvent pourquoi on lui arrachoit une partie de ses poumons. Son père, homme de lettres et observateur, ne voulut plus permettre qu'on lui donnât de la digitale. Le vésicatoire ne produisit aucun soulagement.

9. La potion calmante a procuré un peu de sommeil ; symptômes moins intenses ; 120 p. ; crachats comme la veille. A 4 heures, p. m. le malade est mieux que les jours précédens : difficulté de respirer moins fréquente, moins forte ; délire moindre ; 130 p.

10. Même état que la veille : crachats plus fluides, plus copieux.

11. A 10 heures: nuit agitée; crachats abondans, plus fluides. Le malade étoit dans l'exacerbation; 140 p. par minute.

12. A 10 heures: nuit mauvaise: l'opium augmenta le délire; yeux fermés; narines dilatées; bouche ouverte; respiration laborieuse, traits affaissés; figure livide; 128 p. assez fortes; légers soubresauts.

Pendant la durée de la maladie, l'appétit s'étoit conservé; aucune disposition à la diarrhée; selles régulières au moyen de quelques laxatifs; langue en général humide, etc.

13. Après quelques mouvemens convulsifs assez violens, le malade expira.

L'administration de la digitale dans ce cas malheureux étoit fondée sur l'autorité des auteurs et des praticiens; mais ce jeune homme souffroit depuis si long-temps, et ses poumons offroient un tel ravage, qu'aucun pouvoir humain ne pouvoit le sauver (1).

---

(1) On peut, je crois, faire au docteur Sanders le reproche d'avoir trop insisté sur l'emploi de la Digitale. Un remède aussi énergique ne pouvoit convenir à un malade doué d'une constitution si éminemment irritable; l'auteur trouvera peut-être son excuse dans l'opiuion qu'il combat. (Note du Trad.)

OBSERVATION II.

3 mars 1805. M.... âgé de 45 ans, d'une petite stature, avoit toujours joui d'une bonne santé; cependant depuis sa 17.e année, il avoit eu parfois des douleurs de poitrine, même assez vives. L'automne et le printemps, il éprouvoit des affections catarrhales, et ces deux dernières années, la toux avoit souvent causé le vomissement; il n'avoit jamais pu ni courir, ni monter sans difficulté de respirer. Durant l'hiver dernier, maigreur considérable; toux forte, suivie d'une expectoration abondante de crachats visqueux. L'air froid, toute impression de cette nature produisoit un violent frisson. Au commencement de l'automne, vomissement fréquent, sur-tout en prenant le thé; plus tard, le malade rejeta les alimens, les boissons: à présent, dégoût; aucune douleur vive, mais foiblesse extrême, sur-tout étant couché; timidité; effroi de la mort; de temps en temps accès d'hypocondrie. Pendant les derniers six mois, il y a même eu quelques signes de dérangement des facultés. Depuis trois ans, le malade a mené une vie sobre, et abandonné l'habitude de la masturbation. En santé, le pouls battoit environ 50 fois par minute.

6. A 5 heures du soir : pouls foible; 60 p.; aucun changement produit par 15 g. de teinture.

10. A 4 heures, p. m. 66 p. dont la force est augmentée par 15 g. de teinture, que le malade a pris deux fois par jour depuis le 6.

11. Toux forte la nuit; esprit calme; 15 p. A 4 heures, p. m. 65 p. dont la force et la fréquence sont augmentées par 15 autres gouttes: 71 p. régulières après cinq minutes: en peu de temps la toux devint plus vive.

12. Pendant la nuit dernière, toux par intervalles, plus forte, plus fatigante ; sommeil; plus de douleur de poitrine; crachats, urine dans l'état naturel; impressions agréables; appétit meilleur, 15 g. le matin. A 5 heures, 63 p. dont la force est naturelle, une nouvelle dose les augmente pendant cinq minutes : en 15 minutes l'effet est dissipé ; toux légère.

13. Nuit calme; toux moins vive; expectoration plus aisée; douleur de poitrine moindre. Le malade prend 20 g. Le matin, l'appétit n'est pas aussi bon qu'hier ; malaise dans la matinée qu'on ne peut attribuer au remède, puisqu'il avoit été observé avant son usage : évacuations naturelles ; 56 p. foibles ; 20 g. de digitale fortifient le pouls et le portent à 58 p.

25. Depuis le 13 le malade a toujours été foible. On a donné deux fois par jour 20 g. de teinture ; pendant trois à quatre jours 48 p. fortes. Aujourd'hui le pouls est le même, excepté qu'il y a quelques battemens plus foibles : 30 g. en élèvent le nombre à 54 plus foibles et plus réguliers : toux ; vomissement; point de sommeil ; le malade a refusé toute nourriture pendant quelques jours.

La petitesse du pouls ne m'a point alarmé ; car il y a trois ans, observant la différence qu'il présente le soir ou le matin, je vis qu'avec l'apparence de la meilleure santé, il battoit 50 fois le matin et 48 le soir: pulsations fortes, on en comptoit souvent une plus foible : en général le pouls étoit comme en santé.

26. Pas de vomissement la nuit ; ténesme ; malaise : le malade a dormi le matin ; figure pâle; lèvres livides; gencives d'un rouge pâle; dents blanches, transparentes pour la première fois ; yeux d'une couleur de perle, exprimant la langueur ; grande foiblesse : 4 h. p. m. 48 pulsations foibles ; il en est qu'on ne peut distinguer : elles deviennent irrégulières en force et en fréquence après 11 g. de teinture; bientôt elles sont régulières égales; elles augmentent de deux par minute.

28. 4 h. p. m. un purgatif donné le 26 produisit des vomissemens sans selles; depuis le malade n'a pas été bien. La nuit dernière, le désespoir, l'abattement étoient peints sur sa figure : 42 pulsations irrégulières : nouvelle dose d'aloës avec l'extrait de jusquiame. A prendre un verre de vin de temps en temps.

29. Les pillules prescrites ont opéré pendant la nuit; le malade est soulagé, il a dormi, il se trouve mieux : 44 pulsations assez fortes. 30 g. de teinture excitent une légère toux, rendent le pouls irrégulier d'abord, ensuite fort; mais bientôt il revient à son premier état, et le malade accuse une sensation incommode au creux de l'estomac que les gouttes calment toujours.

30. 4 h. p. m. Sommeil la nuit; douleur de poitrine le matin, maintenant moins vive; crachats plus épais depuis quelques jours; 20 g. A 11 h. le malade s'est trouvé assez bien jusqu'à une heure; son état a dès-lors empiré, il n'a pris aucune nourriture. Ce changement est attribué à une soupe de bière : 44 pulsations inégales. Du porter alcoholisé a rendu le pouls égal, sans augmenter le nombre des battemens. Demi-heure après assoupissement; pouls moins fort : 42 p. Dans une autre demi-

heure il devient fort ; éveil : 20 g. rendirent de suite le pouls irrégulier, excitèrent la toux; mais les pulsations se fixèrent bientôt à 44. Une pillule laxative.

31. 4 h. p. m. Ayant négligé de prendre la pillule, le malade n'avoit pas eu de selles ; il se croyoit bien, avoit dormi hier soir ; mais depuis minuit il a été oppressé, agité. Vers 9 heures du matin il a pris 20 g. avec quelque soulagement ; à midi, vomissemens; 42 p. foibles, régulières : du porter légèrement alcoholisé les porta immédiatement à 48 assez fortes: en dix minutes il n'y en eut plus que 42 ; mais la force resta la même. A prendre deux pillules.

1.er avril. Les pillules ont produit des selles brunes, fétides ; plusieurs fois le malade s'est senti plus mal à son aise ; il a pris un peu de nourriture. 3 h. p. m. pouls fort ; 44 p. ; en peu de minutes leur force a paru s'augmenter : du porter alcoholisé n'exerça aucune influence sur elles ; demi-heure après, deux verres de vin furent également sans effet sur la circulation ; le pouls est un peu plus fort que les jours précédens.

24 h. p. m. Sommeil tranquille ; le malade se sentit mieux hier au soir. Il a déjeuné avec appétit. Plusieurs fois aujourd'hui il a éprouvé

un sentiment de foiblesse qu'il a dissipé avec le vin ou le porter; figure calme; douleur de poitrine, de l'abdomen vers l'ombilic: 44 p. foibles, n'étant plutôt que des vibrations: 20 g. de teinture augmentèrent leur force, mais pas leur nombre; on n'observa presque plus de vibrations, les douleurs se calmèrent. 20 minutes après avoir pris la digitale, un peu de nourriture parut accélérer le pouls; mais dans 20 m. encore il tomba à 44 p. fortes. Le malade commença à s'assoupir. A prendre une pillule la nuit.

4. Nuit agitée du 2 au 3 avec vomissement; la pillule avoit opéré. Le malade a pris quelque aliment , il a reposé la nuit dernière; l'appétit est augmenté. Deux doses de digitale le 3; vin, porter alcoholisé; 44 p.; 30 g. ne les changèrent pas immédiatement.

5. Nuit calme. Ce matin, le malade a pris de la digitale, du vin et s'est encore endormi. 4 h. p. m. il se sent mal, ce qu'il attribue à une digestion difficile; 46 p. variables en force; figure pâle: du porter alcoholisé dissipa le malaise; les traits s'animèrent; le pouls resta le même, égal jusqu'à 6 h., alors il devint plus fort; 30 g. de teinture ne le changèrent point.

6. Sommeil naturel; 20 g. le matin; sentiment de force jusqu'au dîner, qui indisposa beaucoup le malade. Il a vomi deux fois, mais toujours des matières liquides. A 9 h. p. m. 44 p. foibles, régulières; 30 g.; de suite pouls fort, 44 p. sans compter six battemens très-foibles par minute. En dix m. le nombre diminue en force; mais on en observe toujours de plus foibles: ventre libre; du reste la santé paroît meilleure.

Depuis, il ne m'a plus été possible d'observer les effets de la digitale sur le pouls. Le malade continua d'en user avec quelque avantage apparent pendant plus d'une semaine; alors les symptômes empirèrent: pouls foible, intermittent; 36 p.; maigreur qui contrastoit singulièrement avec les formes athlétiques qu'avoit autrefois le malade. On n'insista plus sur la teinture; régime nourrissant; du vin de Porto sans inconvénient; toux moins forte; ventre libre; sédiment blanc; pouls foible, 50 p.; convalescence apparente pendant quelque temps. L'émaciation fit bientôt des progrès; le malade délira, tomba dans l'enfance. Pouls toujours foible; 65 p.

Tel fut l'état du malade jusqu'à la fin de mai. Le 2 juin, il se sentit libre de tout mal;

intégrité de l'intelligence ; figure pâle ; les rayons de l'espérance animoient les yeux : il prend encore de la nourriture avec plaisir ; mais les lèvres et la langue se meuvent, plutôt comme les instrumens de la mort que de la vie.

L'illusion berça le malade jusqu'au lendemain. Il portoit à ses lèvres un verre de vin, qu'il laissa tomber ; il parut étonné, alarmé. Il essaya encore divers mouvemens, et il vit avec douleur que ses membres s'y refusoient. Le charme se dissipa ; il devint bientôt insensible pour le monde et pour la vie. Son pouls varioit de 90 à 120 p. La diarrhée colliquative survint, et la mort en peu de jours.

OBSERVATION III.

Madame ...., âgée de 33 ans, mère d'un enfant, subit la ponction le 7 février 1805 ; il sortit deux pintes d'un fluide épais, visqueux. Deux ans auparavant, elle se plaignit de douleur vive au côté droit et de vomissemens bilieux le matin. On employa les remèdes ordinaires pour combattre l'inflammation pulmonaire, ainsi que l'hydropisie, qui se forma. On eut successivement recours à la saignée, à l'émétique, aux mercuriaux, enfin à la paracentèse.

On

On avoit sur-tout insisté sur les préparations mercurielles, tant à l'intérieur qu'à l'extérieur, au point de déterminer la salivation ; mais sans avantage au moins de durée. Vers la fin de 1803, les symptômes précédens avoient disparu ; cependant la malade devint foible, et l'ascite fit des progrès rapides. On pratiqua d'abord la ponction en 1804 ; on y revint ensuite quatre fois. Il y eut au commencement suppression menstruelle ; maintenant l'écoulement étoit rétabli ; on se couchoit indifféremment sur l'un et l'autre côté.

20. Le trois-quarts, introduit une sixième fois, donna issue à trois pintes de liquide.

L'examen de la malade prouvoit l'existence d'une maladie interne de l'abdomen ; car, à travers ses parois, on sentoit des duretés irrégulières depuis le scrobicule jusqu'à l'ombilic ; en plus grand nombre vers l'épine supérieure et antérieure de l'os des îles. La plus large occupant le milieu de la région épigastrique, sembloit remplir l'hypocondre droit et couvrir le rien de ce côté.

28. Pendant quelques jours pouls variable de 70 à 90 p. Ce jour là, M. Arrindell, médecin ordinaire, ordonna l'usage de la teinture de digitale ; 15 gouttes dans un

verre d'eau froide. Le pouls auparavant à 88 p. devint de suite irrégulier, et pendant 3 minutes il varia de 80 à 92, alternativement foible et fort ; à la fin de la 3.e minute il étoit fort et battoit 96 fois. A 5 h. p. m. plein, dur ; 92 p.; nausées ; douleur au dos. A 7 h. plus de douleur ni de malaise, pouls irrégulier ; il resta tel, même après 15 g.

1.er mars. Le matin, pouls variable de 76 à 80 p. Cinq minutes après 20 g., il changea de 82 à 86 ; il avoit plus de force. A 4 h. irrégulier, plus fréquent et plus fort. A 8 h. 92 p. régulières ; 3 m. après, 20 g. Elles deviennent irrégulières, plus fortes, varient de 84 à 98 : en 15 m. il y en eut 100 ; douleur abdominale.

2. Sommeil la nuit ; pouls à 80 p., 20 g. le rendent irrégulier ; mais en 20 m. il est à 88 et régulier. A 6 h. 96 p. ; douleur légère au dos ; 20 g. les augmentent et les font varier en 4 m. de 96 à 108.

3. Avant de prendre les gouttes, 80 — 88 pulsations. Après, 88—96 plus fortes : la malade est mieux ; regards plus naturels. A 8 h. p. m. sommeil l'après-midi ; nausées au moment du réveil ; pouls fort ; 92 à 104 p. On ne répéta pas la dose de teinture. A 11 h. plus de malaise, pouls plus fort

qu'auparavant, 88 p. dans la position horizontale (1).

4. à midi. 88 p.; 7 m. après 88 à 96. A 7 h. p.m., avant de prendre la digitale, 96 à 100 p.; 5 m. après 104 dans la position horizontale.

5. à midi. Point de sommeil la nuit; douleur vive au côté droit. Cet état persista quatre jours, pendant lesquels la teinture fut portée à 1 gros chaque.

9. 1 h. p.m. Avant la teinture, 60 p.; ensuite le pouls devint plus fort et monta de 52 à 60.

---

(1) Il existe un rapport nécessaire entre l'accélération ou la lenteur du pouls, et les muscles qui entrent en action dans les différens mouvemens ou positions du corps. Ce sujet n'a pas été approfondi; M. Sanders est, je crois, le premier, qui, dans son Traité de la Phthisie, s'en soit occupé d'une manière spéciale. Il a observé l'influence de l'action musculaire sur le cœur et le systême sanguin, soit lorsque le corps est placé horizontalement ou debout, dans la station, la marche, la course, la marche descendante ou ascendante; et le pouls a été toujours différemment modifié, selon le nombre des muscles contractés ou leur force. Il ne faut rien négliger en médecine; les choses les plus simples peuvent être de bons guides dans les opérations cachées de la nature. Une pierre tombée de la main, dit M. Sanders, fit deviner le mécanisme de l'univers. (Note du Trad.)

10. 1 h. p. m. Pouls foible ; 54 p. La dose de teinture augmentée le rendit en 8 m. plein ; 54 à 75 p.

On continua encore la digitale pendant une semaine ; le pouls ne descendit jamais au dessous de 52 p. Il augmentoit ordinairement après chaque dose.

Dans la suite, indépendamment de ce remède, on eut recours à d'autres comme palliatifs pour calmer des symptômes nouveaux, de manière qu'il fut difficile d'apprécier leurs effets respectifs.

Cependant la malade se disoit plus soulagée par la digitale que par tout autre remède qu'elle eût employé depuis sa maladie. Elle disoit vrai, sans doute ; car avant que M. Arrindell la vît, elle ne pouvoit quitter son siége ou le lit. Parvenue au dernier degré de marasme, elle prit assez de force pour pouvoir se promener. Enfin, après avoir recouvré quelque temps une santé chancelante, elle mourut le 6 mai 1806.

L'autopsie cadavérique prouva combien la maladie de cette femme étoit au dessus des ressources de l'art.

L'abdomen ouvert, nous vîmes, M. Arrindell et moi, un kyste rempli d'eau, extérieur aux viscères, adhérent au péritoine qui les recouvre, ayant une direction transversale, imitant presque le diaphragme. Ce sac s'étendoit du côté gauche à un pouce de la ligne blanche jusqu'à l'iléum du même côté, et depuis l'ombilic jusqu'au pubis, occupant un espace d'environ un pied de diamètre. La surface intérieure du kyste étoit nuancée de rouge et de blanc et hérissée d'éminences. La première couleur tenoit sans doute au sang répandu ; la seconde paroissoit propre à la substance du sac, comme le prouvèrent plusieurs incisions faites dans son tissu, et dans les parties adhérentes aux parois de l'abdomen. La surface interne présentoit encore à l'observateur plusieurs couches de lymphe coagulable, également abondante dans le fluide qui remplissoit le kyste. Ce fluide étoit jaune foncé, de la consistance du blanc d'œuf. Les protubérances, plus petites du côté gauche de l'épigastre, étoient plus larges du côté droit. D'autres tumeurs s'étendoient de la ligne blanche à la 12.e côte, occupoient en partie l'ombilic et les régions lombaires. La surface postérieure étoit unie, égale, ainsi que tous les autres points dont je n'ai pas parlé. On voyoit au côté gauche de l'utérus un peloton de tubercules qui tenoient au kyste, quoique l'utérus lui-même fût dans sa position naturelle. Les ligamens larges étoient effacés. Ce sac, formé d'une matière analogue à celle des kystes, étoit distinct des viscères abdominaux.

Une grande quantité d'un fluide séreux inondoit ces organes jusqu'au diaphragme ; l'épiploon, retiré en haut, avoit dans sa substance plusieurs abcès, dont l'ouverture donna issue à une matière semblable à celle qui remplissoit la tumeur.

OBSERVATION IV.

4 mars 1805. M...... âgé de 36 ans, d'une haute stature, se présenta avec des symptômes qui exprimoient bien son état : maigreur, yeux blancs de perle, traits effilés, figure pâle, épaules hautes, larges, cou court, tête baissée, abattement de l'esprit, toux vive, crachats puriformes, douleur au côté droit : le malade se couche cependant sur l'un et l'autre ; sentiment de tension dans la poitrine, œdème des extrémités. En outre, deux de ses fils sont morts de la phthisie. Pendant trois ans ce malade a été en butte à divers accidens de la même maladie ; les moyens employés n'apportoient

qu'un soulagement passager, insuffisant pour espérer la guérison : pouls foible; 75 p. M. Arrindell ordonna la digitale à la dose de 15 g. 3 fois par jour, notant bien soigneusement les effets. La toux devint forte, la poitrine plus douloureuse, les nuits plus agitées : pouls immédiatement plus fort, sa fréquence augmentoit chaque jour ; quelquefois l'action étoit immédiate, souvent il n'y avoit aucun changement sensible, sur-tout après quelques jours d'usage de la teinture. Le pouls avoit aussi un caractère irrégulier; mais, en général, à cette irrégularité succédoient la plénitude et la fréquence. L'appétit augmenta, le malade ne vomit plus. Les symptômes fébriles devinrent cependant plus violens, et vers la fin de la quinzaine, son pouls plein et fort varioit de 100 à 120 p. Pendant quelques jours, douleur de tête, dans la suite si forte, que nous fûmes obligés de recourir au traitement antiphlogistique, qui la dissipa en peu de temps. En revenant à la digitale, les symptômes inflammatoires se reproduisirent avec une nouvelle violence : nous n'insistâmes pas plus longtemps sur son emploi.

Il paroît maintenant démontré que la digitale, prise à petites doses, stimule fortement le systême sanguin et le corps en général, tant en santé qu'en maladie ; qu'elle produit peu à peu un état fébrile, et une foiblesse singulière du pouls, alarmante même, si le remède est augmenté ou continué; enfin que tous ses bons effets ont lieu durant cette activité presque fébrile, et que la foiblesse qui succède est nuisible.

SECTION V.

Observations qui prouvent que la Digitale peut être administrée de manière à ne pas produire la foiblesse, qu'on croit être généralement son effet propre.

Il est aisé d'éviter l'asthénie qui, selon l'opinion commune, est le résultat constant et immédiat de la digitale; car puisque l'observation nous a démontré que les effets primitifs, et les seuls salutaires, sont des symptômes fébriles, la seule intermission dans l'usage des remèdes suffit pour prévenir la débilité, et maintenir un certain degré d'excitation.

C'est d'après ce principe que les malades suivans ont été traités.

OBSERVATION Ire.

29 mai 1805. Mlle..... agé de 17 ans, eut, il y a quatre ans, la scarlatine dont elle guérit

parfaitement. Un an après, malaise ; vomissement d'une matière couleur de café; douleurs dans toutes les parties du corps ; respiration difficile ; ces symptômes disparoissent et la maladie prend la forme hystérique ; pendant trois mois, succession alternative de sentimens tristes et gais. Les amers et autres toniques ne produisent qu'une guérison incertaine ; les vomissemens continuent toujours après avoir mangé. Enfin l'état de la malade empira, elle ne pouvoit supporter aucun aliment ; vertige, même syncope ; sentiment de foiblesse ; lèvres et figure pâles; yeux tristes; regard abattu; douleurs vagues dans la poitrine et ailleurs, quelquefois fixes sous le sternum ; crampe de la respiration, que le moindre exercice rend plus pénible ; la malade peut faire une inspiration profonde, mais elle dit éprouver une sensation comme si elle n'avoit pas de poumons ; respiration difficile sur le côté droit ; toux, expectoration de crachats épais, sur-tout depuis deux ans ; lipothymie fréquente ; douleur dans les mamelles, ancienne, mais devenue vive de plus en plus, crampe fréquente ; engourdissement des extrémités inférieures ; la paume des mains et la plante des pieds sont brûlantes ; sentiment de chaleur générale ;

peau sèche ; sueur rare, même en prenant de l'exercice jusqu'à la fatigue ; les jambes ne sont plus enflées comme autrefois ; ventre libre ; urine naturelle ; pouls foible ; 90 p.

A 10 h. p. m. 15 g. de teinture de digitale fortifient immédiatement le pouls. A 11 h. il est plein ; 92 p.

30. 10 h. a. m. La malade a dormi le matin ; elle se sent soulagée et plus vive ; 90 p. inégales ; 15 g. les portent en un instant à 108 ; pendant deux minutes, il y en eut 99 égales et régulières ; en 45 m. le pouls tomba à 90, il étoit plein. A midi et demi, après la promenade et un moment de repos, 108 p. d'une force naturelle ; douleur de tête passagère ; la malade se sent mieux qu'hier. A 10 h. p.m. 90 p. fortes et régulières ; le pouls assez bon. Je ne crus pas devoir ordonner pour la nuit une nouvelle dose de teinture ; je conseillai le lait et la promenade à la campagne.

31. 10 h. a. m. Regard plus expressif ; la malade s'est promenée et a pris du lait ; pouls naturel ; 80 p. Le thé pur est défendu, la promenade prescrite, et je recommande de tenir le ventre libre.

2 juin. 10 h. a. m. La malade se trouva mal hier, elle mangea du veau à dîner, qui fut vomi

peu de temps après ; douleur à l'estomac; bourdonnement dans la tête et les oreilles; sommeil assez tranquille la nuit dernière ; promenade le matin ; lait ; douleur de tête, d'estomac ; léger vertige ; pouls irrégulier ; 96 p. A 2 h. p. m. 120 p. ; elles ont été accélérées par la promenade ; mais après 15 minutes de repos, il n'y en avoit plus que 96 foibles et irrégulières : 7 g. de teinture les rendirent immédiatement plus fortes et plus régulières. A 10 h. p. m. le dîner n'a pas été rejeté, et n'a même pas incommodé. La malade se trouve mieux depuis la dernière dose de teinture ; le pouls est régulier, a sa force naturelle, il bat 90 fois ; après souper, il est descendu à 84 p.

3. 10 h. a. m. Point de vomissement ni de douleur de tête après souper ; sommeil la nuit ; 99 à 102 pulsations. La malade a pris du thé pour déjeûner ; elle a maintenant une légère toux. 2 h. p. m. 78 p. régulières Après 7 g. de digitale, le pouls bat 20 fois dans un temps égal à la sixième partie d'une minute, 47 dans la première demi, 90 dans la minute entière, 84 dans la cinquième : il est variable ; 86 dans la 22.e : il est irrégulier. La malade n'a eu ni mal à la tête, ni bourdonnemens ; vertiges légers, nullement comparables à ceux

de la veille; point de douleur d'estomac. A 9 h. p. m. malaise après le repas, sans vomissement; calme demi-heure après; toux avec irritation à la gorge; 79 p. distinctes et régulières.

4. Frayeur le matin, la malade s'est promenée, a bu du lait selon l'ordonnance; mais bientôt après, sentiment pénible; douleur à l'estomac; vomissement. Du thé et du pain, pris à dix heures, augmentèrent l'indisposition; difficulté de respirer, presque asthmatique la première partie du jour. A midi, 7 g. soulagent beaucoup. A 4 h. p. m. la malade a digéré avec peine son dîner; douleur et gonflement à la région épigastrique; depuis elle a eu plusieurs accès de dyspnée, avec sentiment de constriction à la poitrine, mais constamment soulagée par quelques gouttes d'éther nitrique. A 9. h. p. m. dyspnée forte; soupirs profonds; oppression alarmante. Je fis prendre un gros d'éther nitrique dans un verre d'eau froide; le pouls s'éleva immédiatement à 120 p.; mais il retomba bientôt après à 90, tel qu'il étoit auparavant; la malade fut un peu soulagée, deux gros la soulagèrent encore davantage; le pouls descendit au dessous de 90 p.; une heure avant la fin de l'accès, il y eut des soupirs, des bâillemens; le nombre des pulsations s'éleva à 90

régulières; la figure s'anima et ne présenta plus cette lividité, qui accompagne la gêne de la respiration.

5. Sommeil agité la nuit, tranquille le matin; la malade ne s'est pas promenée, a déjeûné et passé heureusement le reste de la matinée. A 10 h. a. m. pouls foible, irrégulier; 106 p.; 10 g. de teinture; dix minutes après, les pulsations sont régulières, mais le nombre est le même; 100 à la seconde, 102 à la troisième, 100 à la quatrième et plus fortes, 106 à la sixième encore plus fortes, 100 à la septième, 104 à la huitième; à la 13.e 14.e et 15.e minute, le pouls varia de 98 à 104, mais foibles comme avant de prendre la digitale. A 11 h. p. m. un peu de nourriture a indisposé la malade, donné un mal de tête qui a cessé une heure après; 66 p. pouls régulier; regard calme.

6. Nuit bonne: la pluie a empêché la malade de se promener ce matin; elle a déjeuné avec appétit, elle ne se plaint point. A 11 h. a. m. 87 p. irrégulières, mais assez fortes; promenade assez longue après déjeuné. A 2 h. p. m. 78 p. régulières. A 11 h. p. m. la malade est bien, le dîner l'a un peu fatiguée, mais momentanément; depuis, la digestion a été facile.

7. 10 h. a. m. Promenade le matin; lait à

déjeuné; la malade se sent de la force; pouls régulier, naturel; 90 p.: la nuit a été bonne. A 10 h. p. m. la présence des alimens ne fatigue plus; retour à la santé; pouls naturel, régulier; 80 p.

3 février 1807. La santé se soutient.

OBSERVATION II.

Mad .... agée de 30 ans, tomba malade le 2 février 1806; elle a des yeux bleus, une constitution délicate, des formes grèles; je la vis pour la première fois le sixième jour d'une fièvre grave; le pouls étoit foible, fréquent, il y avoit des pétéchies sur tout le corps; la bouche étoit ulcérée, remplie d'aphthes. Le jour suivant, mieux sensible; mais une légère toux insidieuse, qui n'avoit pas cedé au vésicatoire, devint plus fréquente et plus vive. En deux jours, la dyspnée et les symptômes fébriles parvinrent au dernier degré de violence; quelques informations m'apprirent que la malade étoit depuis long-temps sujette, à chaque printemps, aux affections catarrhales, qu'elle se plaignoit de douleurs aux côtés, sur-tout après quelque exercice, et qu'elle avoit toujours eu une légère toux.

Un second vésicatoire ne produisit qu'un

soulagement momentané. De légers laxatifs entretinrent la liberté du ventre; l'estomac ne supportoit pas le vin; la maladie fit des progrès rapides; selles noires; urine en petite quantité; réveil en sursaut dans la crainte de suffoquer; impossibilité de se coucher; nécessité de tenir la malade assise; yeux tristes; face livide; regard inquiet; accès de toux fréquens et violens; expectoration abondante de matière visqueuse; battemens du cœur comme si la poitrine alloit s'ouvrir; pulsations aux tempes, poignets, chevilles, etc., au nombre de 130 par minute; extrémités spasmodiquement affectées dans l'extension; parfois douleurs aiguës aux chevilles, mais toujours calmées par l'application de l'alcohol. Cet état me fit regarder la mort de cette femme comme très-prochaine.

Ces symptômes effrayans se manifestèrent en cinq jours dans l'ordre décrit. De larges vésicatoires sur la poitrine améliorèrent l'état de la malade; je prescrivis une mixture dans laquelle entroit la teinture de digitale, à prendre toutes les trois heures; chaque potion en contenoit à peu près 15 gouttes. Je recommandai même de ne plus en donner, si on observoit de la langueur, la diminution du nombre des pulsations, le vomissement.

Le lendemain, respiration plus facile; la malade prenoit la mixture sans peine. Nuit calme; appétit, mais impossibilité de quitter le siége; pouls plein, fort, régulier; 130 p. plus foibles à la tête. Le mari m'observa qu'elles étoient plus fortes et plus fréquentes chaque fois qu'il donnoit la potion. J'en donnai moi-même une dose qui causa d'abord de l'irrégularité, mais, dans une minute, j'en comptai 135 régulières. Continuation du même remède pendant trois jours : au quatrième, possibilité de se coucher avec trois oreillers sous la tête; diminution des symptômes; pouls toujours fort; 150 p. J'hésitai à le continuer, enfin je m'y déterminai au grand avantage de la malade : respiration aisée; esprit tranquille; espoir de guérir; pouls moins fréquent, quelquefois irrégulier; appétit; soulagement marqué. Le spasme des extrémités continue encore; les selles sont toujours couleur de café, la toux sèche, forte et fréquente : nouveau vésicatoire; digitale le jour, mais pas la nuit.

A ma première visite, la malade me dit avoir souffert : pouls irrégulier, intermittent; 100 p.; toux. Je fis inspirer de la vapeur d'oxycrat, d'oxycrat, je permis un peu de nourriture, j'abandonnai la mixture : les selles n'étoient pas encore naturelles, mais le spasme étoit dissipé ; urines rouges avec un sédiment de même couleur. Ce mieux dura deux jours : alors retour des symptômes fébriles avec exaspération de la toux ; pouls fréquent ; 140 p. mouvemens du cœur tellement forts, qu'ils étoient non seulement sensibles pour la malade, mais même pour toutes les personnes qui l'environnoient : possibilité de se coucher sur le dos, sur l'un et l'autre côté ; douleur brûlante sous le sternum ; face rouge ; incohérence des idées ; délire ; battement des temporales et des carotides ; retour des douleurs des extrémités : large vésicatoire sur la poitrine ; traitement rafraîchissant, autant que le permettoit le dépérissement de la malade. Au second jour, affoiblissement des symptômes ; figure affaissée, portant l'empreinte d'une mort prochaine ; pouls aux tempes foible et irrégulier, je ne pus en fixer le nombre des pulsations ; le cœur se contractoit toujours avec force ; plus de douleurs de poitrine ; pendant la nuit, éclats de rire et trouble des idées.

Je n'avois plus d'espoir de sauver cette femme, je pensois même qu'elle n'avoit tout au plus qu'un jour à vivre ; j'engageai néanmoins à lui donner un peu d'aliment, du vin toutes les deux heures. Elle revint pour ainsi dire à la vie ; au moment même où je n'espérois plus, je trouvai un mieux sensible : tête plus libre ; urine avec sédiment blanc ; selles encore noires; toux moins forte; expectoration abondante de crachats purulens; pouls foible; 100 p. ; le vin est continué. Dans la journée, rechute ; délire ; respiration difficile, même bruyante, ce qui n'avoit pas encore été observé; pâleur des lèvres ; irrégularité du pouls, telle qu'on pouvoit rarement le compter, quoique sensible aux tempes, poignets, etc. etc. Les mouvemens du cœur étoient au nombre de 120 à 130 par minute : vésicatoire sur la poitrine ; vin de temps en temps.

Les cantharides n'eurent qu'une action locale ; le pouls comme la veille. J'eus encore recours à la teinture, à la dose de 20 g. toutes les deux heures. Je fis trois visites, à 9 h. du matin, deux heures après-midi et à minuit. Le premier jour au soir, le pouls étoit distinct aux tempes, etc. Je comptai 130 pulsations irrégulières, mais isochrones à celles du cœur; respiration plus facile; expectoration aisée. Le lendemain matin, état fébrile; peau chaude; langue quelquefois sèche; diminution des mouvemens du cœur; pouls fort à 140 p.; délire; incohérence des idées lorsque la malade est assoupie; mais éveillée, jugement sain. Mêmes médicamens pendant trois jours; pouls fort, meilleur sous d'autres rapports; le cœur se contracte avec moins de force; désir de manger; les crachats diminuent, ils sont moins épais, ressemblent à du pus uni à du mucus; selles moins foncées; urine naturelle, peu sédimenteuse; le spasme des extrémités diminue.

Le 4.e jour, après avoir pris la digitale, le pouls devint intermittent, ne battit que 120 f. souvent même que 100. J'en fis cesser l'usage, et je prescrivis d'autres toniques. La malade recouvra enfin sa santé trois mois après l'invasion de la maladie.

OBSERVATION IIIe.

Je fus appelé, le 22 mars 1806, chez M...., il avoit un engorgement œdémateux, depuis le genou jusqu'au pied, suite d'entorse avec contusion, arrivée quatre mois auparavant. Ce gonflement considérable conservoit les marques de la pression ; la peau de la jambe etoit couverte de croûtes rouges, d'où suintoit un fluide séreux; figure pâle; tristesse. Le malade, d'un esprit élevé, avoit joui toujours d'une bonne santé, modèle de tempérance et de modération. Quelques années auparavant, il eut une affection cutanée, qui céda à l'usage d'eaux minérales convenables. Pour combattre les suites de cette entorse, on avoit tenté des remèdes variés, des linimens ; mais ils produisoient l'ulcération, aussi on y avoit renoncé.

Un ulcère, même étendu, est souvent moins dangereux qu'un tel gonflement. Je crus essentiel de cicatriser l'ulcère et de rétablir l'activité vitale de la partie, dans la crainte que la gangrène ne s'en emparât. Un bandage compressif réduisit la jambe à son volume ordinaire ; les pores donnèrent issue à du liquide jaune, la peau fut même détachée dans une grande étendue, en causant des douleurs vives. Les ulcères furent pansés avec un mélange de teinture d'opium et d'ammoniac, qui réussit dans ce cas-ci comme dans plusieurs autres. Diète nourrissante; vin blanc; teinture de digitale, à la dose de 10 g. trois fois par jour ; pouls jusqu'alors foible à 70 p. devint fort et à 90. En quatre jours l'exudation séreuse fut supprimée. Alors je suspendis le traitement, à cause des phénomènes fébriles : figure rouge, animée; insomnie; douleur de tête; pouls fort; 100 p. : suppression du vin, de nourriture animale; laxatifs. Malgré ces moyens, l'état inflammatoire continua une semaine. Pendant la période d'excitation les ulcères se cicatrisèrent graduellement. En 8 jours le pouls revint à 70 p., la jambe prit du ton, on put espérer une guérison prompte. Même régime qu'auparavant. Dans le cours d'une quinzaine, le pouls s'éleva de nouveau, la fièvre reparut; mais elle résista aux antiphlogistiques.

Cette observation me fournit une nouvelle preuve que les connoissances médicales sont également utiles à quiconque exerce l'art de guérir. En peu de jours, une éruption avec écoulement séreux couvrit tout le corps, particulièrement le dos, où l'on pouvoit à peine distinguer un pouce de peau saine. Le liniment qui m'avoit déjà réussi fut sans efficacité. Avant d'en venir à la digitale, je fis appeler le docteur Cleghorm en consultation. La foiblesse du malade, les propriétés débilitantes du remède furent objectées, mais je pris la liberté d'observer que l'opinion commune étoit erronée, et il fut donné à la dose de 15 g. trois fois par jour. Le pouls foible, irrégulier, de 90 à 100 p. s'éleva après la troisième dose à 120; en trois jours l'exudation séreuse cessa entièrement, mais l'éruption fut quelque temps en vain combattue par différens moyens; enfin elle disparut presque d'elle-même. Si j'avois connu alors les bons effets de la teinture de cantharides, donnée à l'intérieur dans des éruptions semblables, j'aurois sans doute obtenu une guérison plus prompte.

OBSERVATION IV.

M., âgé de 28 ans, d'une figure maigre, d'un tempérament irritable, d'un esprit vif, peintre habile, eut, vers la fin d'octobre 1806, une douleur aux poignets et aux phalanges voisines du carpe, qui, s'étendant jusqu'à l'épaule, rendoit les mouvemens impossibles. La main gauche fut la première sérieusement affectée; elle s'enfla, devint œdémateuse; en même temps léger mouvement fébrile; grande irritabilité; pouls irrégulier; douleur rendue plus vive par la pression, même jusqu'à la foiblesse.

Un régime rafraîchissant, modéré; un vésicatoire calmèrent peu à peu la douleur, et le gonflement disparut.

Bientôt l'autre main s'affecta comme la gauche; mais en quatre jours tout fut amélioré. Il survint un œdème énorme, et je crus que des piqûres seroient nécessaires pour prévenir la gangrène des tégumens (1); pouls foible à 80 p. Je préférai cependant la teinture de digitale à la dose de 15 g. soir et matin dans de l'eau édulcorée : le pouls s'éleva à 90 p., et en cinq jours l'œdème se dissipa; les tégumens qui avoient perdu leur ton formoient des plis comme des vessies sèches et vides.

La guérison n'étoit cependant pas encore achevée, car la douleur du poignet reparut avec plus de force. On laissa la digitale pour recourir aux laxatifs, à la diète. Le soir du

---

(1) Ce n'est pas toujours un moyen de l'éviter; elles l'accélèrent souvent, car j'en ai vu des preuves; et je puis citer un homme de soixante ans atteint d'hydrothorax. Il survint une infiltration énorme des extrémités inférieures et des bourses qui engagea à faire de légères scarifications : la poitrine fut soulagée, mais la gangrène des tégumens en fut la suite. (Note du Trad.)

second jour, le malade se crut en danger; j'observai un pouls fort; 114 p. par minute; un regard inquiet; la face rouge; la respiration entrecoupée, courte et pénible : dans l'après-midi il avoit éprouvé une douleur vive au côté. Ce phénomène, dépendant sans doute de la maladie actuelle, avoit paru quelques années auparavant; la saignée l'avoit calmé.

Depuis ma dernière visite le malade avoit pris plusieurs paquets de jalap en poudre, sans aucun effet; la douleur du poignet est la même, quoique le vésicatoire suppure; une saignée soulagea un instant; on continua le jalap jusqu'à ce que le ventre s'ouvrît.

Le jour suivant, mieux sensible; douleur du côté et de l'estomac; une selle : deux scrupules de jalap avec 5 grains de mercure, à 6 h. d'intervalle. Ce purgatif répété le lendemain produisit son effet, et dissipa enfin la douleur de côté, l'œdème du poignet, mais non la douleur.

Le retour du gonflement affoiblit la douleur; 70 p., et comme il n'y avoit plus de fièvre, je revins à la digitale, mais à plus petite dose. En peu de jours le pouls étoit plein et à 90 p.; plus d'œdème; mouvemens faciles; guérison parfaite : aujourd'hui, 4 juin 1807, le malade est encore bien portant.

OBSERVATION V.

20 janvier 1807. Mad., âgée de 51 ans, mère de plusieurs enfans, d'une taille svelte, d'une figure pâle, jouissant en général d'une bonne santé, avoit eu des chagrins, éprouvé des malheurs, etc.; elle n'étoit plus réglée depuis quelques années, suppression qui l'avoit rendue délicate. Consulté dernièrement, j'observai les symptômes suivans : foiblesse; jambes et pieds enflés; pouls foible, irrégulier; 110 p. : je prescrivis de tenir le ventre libre, une bonne nourriture, et 12 g. de teinture dans un verre d'eau froide, trois fois par jour; un bandage compressif et un bain de pied avec une infusion tonique.

22. L'œdème diminue; l'appétit est bon; pouls plein, régulier; 120 p.; même régime, même traitement; chaque dose est augmentée de 3 g.

26. Douleur de tête; foiblesse; plus d'œdème; face rouge; 120 p. égales en force à celle du pouls inflammatoire; même régime; mais la malade suspend l'usage de la digitale.

8 février. Foiblesse dans le jour; coliques.

A prendre un laxatif et de l'eau vineuse sucrée.

10. La malade est soulagée par l'effet du purgatif; elle est bien.

En juin, la santé est parfaite.

SECTION VI.

Lettre de M. de Courcy-Laffan, l'un des présidens de la Société Royale de Médecine d'Edimbourg.

MONSIEUR,

« Le travail que vous avez communiqué à » la Société de Médecine, sur les effets de la » digitale et sa manière d'agir dans le traite- » ment des maladies, étoit propre sans doute » à éveiller l'attention de chaque membre, » et à donner à leurs recherches toute l'im- » portance qu'un tel sujet demande. Plusieurs » auroient embrassé vos opinions, si des mé- » decins, d'une expérience consommée, n'en » avoient d'opposées. Ne soyez donc pas » étonné, si je suis au nombre de ceux qui » ont accueilli votre doctrine, sinon avec le » doute, du moins avec quelques restrictions.

» En consultant tous les ouvrages que j'ai » pu me procurer, depuis *Fuchsius* jusqu'à » nos jours, j'ai trouvé une telle variété de

» jugemens, une telle contradiction, que » déterminer d'après eux quelles sont les » propriétés de la digitale, me paroît im- » possible. Comment se fixer? on sent le » besoin d'observer encore.

» D'accord avec le docteur *Lée* et d'autres » médecins qui portent dans leurs études un » esprit indépendant de toute théorie, de » toute opinion, j'ai dirigé quelques expé- » riences dont voici les résultats.

» 1.° La digitale, prise par une personne » en santé, élève et soutient *pendant quel- » que temps* la force et la fréquence du pouls.

» 2.° Cette action de la digitale sur le sys- » tème artériel n'est point en raison directe » de la quantité du médicament.

» 3.° Elle produit, dans plusieurs cas, un » effet sédatif en apparence plus grand qu'on » ne doit l'attendre de l'excitation première.

» Enfin, employée dans l'état maladif, j'ai » observé que la digitale, donnée à petites » doses, augmentoit généralement l'énergie » du système, la sécrétion de l'urine, la » transpiration et la plénitude du pouls; » tendoit ainsi à éloigner tout épanchement » séreux, et à donner aux ulcères un meil- » leur aspect.

» Telles sont les conclusions que je tire de
» mes observations, sans égard pour les idées
« contradictoires qui règnent parmi les mé-
» decins; le sujet a excité l'attention publique.
» Eh! qui peut être indifférent aux moyens
» de conserver la vie de tant d'hommes.
» Votre ouvrage sera donc bien reçu. »

DE COURCY-LAFFAN.

CHAPITRE II.

Détermination des causes qui ont fait méconnoître l'action immédiate de la Digitale ; nouveau Principe pour l'administration de ce remède.

SECTION Ire.

Opération de la Digitale ; Observations sur la nature et les procédés des puissances de la vie.

En santé, chaque petite dose de digitale augmente la force et la fréquence du pouls, produit même la fièvre inflammatoire, si on l'augmente, ou si on en continue l'usage. En maladie, les effets primitifs sont également les mêmes, mais on observe de plus son influence sur l'affection, sur l'état contre nature ; elle vivifie, pour ainsi dire, les surfaces ulcérées, saignantes, blafardes ; facilite l'absorption des fluides épanchés ou prévient leur épanchement, fortifie les mouvemens volontaires, active la digestion, augmente les évacuations par la peau et les organes urinaires, rend le pouls insensiblement fébrile, l'élève de 70 à 90 p., en peu de temps même de 120 à 130 ou de 130 à 150, si le médecin ne sait pas s'arrêter; enfin la digitale donne au moral ce caractère particulier qui tient au retour des forces. Voilà les bons effets; mais l'abus, l'imprudence dans son emploi, entraînent le dérangement des fonctions de l'estomac, les vomissemens, les vertiges, l'insomnie, la chaleur, des battemens violens des vaisseaux de la tête, des douleurs dans différentes parties du corps, etc.

Quoiqu'on renonce à la digitale, les symptômes fébriles n'en continuent pas moins pendant quatre ou cinq jours, avec la même intensité. En général cependant, au bout de 24 h. et souvent plutôt, le pouls tombe de 120 à 110 et à 100 p. irrégulières; quant à leur force et leur fréquence, il baisse encore davantage; il y a tristesse; nausées; oppression précordiale; vomissemens qui ne soulagent pas le malade; salivation; diarrhée; sécrétion abondante d'une urine limpide; moiteur gluante de la peau; sueur, même abondante; figure pâle; expression du désespoir; encore deux, trois ou quatre heures, et les symptômes violens diminuent. Le pouls, loin de s'élever immédiatement après le calme, descend au contraire en peu de jours jusqu'à 50, 40, 30 p. et même plus bas. J'ai observé cette série rapide de phénomènes, pires sans doute que ceux qu'a rapportés *Withering* dans son Traité sur la Digitale, qui est d'ailleurs un modèle de vérité et de candeur.

Les suites funestes de l'usage peu mesuré de la digitale se présentent donc sous deux formes.

Quant à l'influence directe sur le pouls, on voit les pulsations augmenter en force et en fréquence pendant quelque temps, diminuer ensuite, descendre même plus bas que le terme moyen en santé. Ce développement des forces du système sanguin, et la diminution consécutive, varient, selon la quantité du remède, la susceptibilité de l'individu, le tempérament plus ou moins disposé à la fièvre inflammatoire; selon que le malade est actuellement affecté d'une inflammation locale, que des parties saines ou ulcérées tendent à une suppuration louable : alors l'action de la digitale et celle de la maladie se compliquent; elles ont plus de violence.

Chez les personnes hydropiques ou qui ont

une collection de pus, le pouls devient plus fort, moins fréquent, et se rapproche de celui de la santé à mesure que la quantité du fluide épanché diminue; mais ce phénomène est différent dans sa nature, suivant que la digitale a été continuée long-temps, ou donnée à grande dose; dans le dernier cas, il se lie à l'épuisement des forces; dans le premier, à l'éloignement de la cause irritante; l'un est salutaire, et l'autre est pernicieux.

Lorsque l'organisme est dans un état complet d'atonie, ou que les phénomènes inflammatoires ont été dissipés par la saignée, le système sanguin n'est plus susceptible d'une excitation aussi vive que celle que produit ordinairement la digitale; on n'observe plus en effet, avant la diminution du pouls, les symptômes intenses dont j'ai parlé plus haut.

Une personne que je suppose dans ces circonstances, un hydropique, par exemple, avec un pouls de 110 à 120 p. foible et irrégulier, peut prendre trois fois par jour 10 à 15 g. de teinture, avec la seule précaution d'en discontinuer l'usage, s'il survient une douleur de tête ou du malaise, etc.; dans quelques jours, la santé s'améliorera, l'hydropisie aura diminué; le pouls avec le même nombre

nombre de pulsations, ou de 120 à 130, sera fort, régulier; et à la fin de la quinzaine, tout ira mieux; le pouls sera plein, réduit à 72 p. sans qu'on ait observé aucun symptôme d'épuisement ou de foiblesse.

Dans la péripneumonie encore, lorsque l'inflammation est appaisée par la saignée, que le pouls ne bat plus que 80 à 90 fois, le malade est foible, essoufflé; quelques gouttes de teinture fortifient tous les organes, et dans 8 ou 10 jours on compte 100 ou 110 p. qui descendent à 50 ou 60, s'il n'y a aucune circonstance fâcheuse.

Quant aux substances qui ont une action quelconque sur les corps vivans, il est peut-être bon d'observer qu'il en est qui agissent plus particulièrement sur un organe ou système d'organe; delà le principe qui sert de fondement à l'ordre qu'ont suivi les auteurs dans la classification des médicamens; delà les émétiques, les diurétiques, etc. etc. etc., ainsi que l'idée des spécifiques.

Ce fait cependant, quoique connu, n'a peut-être été considéré que d'une manière superficielle. Un examen plus sévère semble prouver qu'il est peu de corps qui n'aient une action particulière, relative à une partie exclusive, ou à plusieurs liées dans la même fonction ; ou qui en un mot ne produisent des effets particuliers à eux-mêmes ; comme la lumière sur l'œil, les odeurs sur l'odorat, les saveurs sur le goût, la volonté sur les muscles volontaires, la honte sur les vaisseaux capillaires de la face, la douleur et la crainte sur le cœur et les organes respiratoires, les fluides sur les vaisseaux qui les contiennent ont une action propre (1).

Quelques vues isolées de ce phénomène ont encore donné lieu à plusieurs hypothèses ingénieuses, quoique absurdes, aux spasmes d'*Hoffman* et de *Culler*, aux sympathies inverses de *Darwin*, aux vies animale, orga-

---

(1) Cette action élective, si je puis m'exprimer ainsi, est fondée sur un grand nombre de faits ; mais il ne faut pas la concevoir trop isolée, trop indépendante, comme on l'observe dans les exemples que rapporte l'auteur. La lumière peut seule affecter l'œil, comme lui-même en est seul affecté ; on peut en dire autant de l'odorat et des odeurs, des saveurs et du goût; et encore ici, à la rigueur, la sensation éprouvée, l'impression faite peuvent influer sur toute l'économie ; mais il ne s'agit pas d'une influence possible, éloignée; l'auteur ne considère que l'action locale (Note du Traducteur.)

nique de *Bichat*. Le nom de stimulans, qu'un auteur moderne a divisés en permanens et diffusibles, en dérive aussi.

Quelque variées que soient les opinions, émises depuis l'antiquité la plus reculée jusqu'à nos jours, sur l'agent immédiat de la vie, on est frappé de leur ressemblance; c'est presque toujours la même idée différemment exprimée.

L'analogie des opinions chez les modernes et les anciens n'étonne point celui qui connoît l'enthousiasme, le respect qu'ont inspiré aux restaurateurs des lettres en Occident les ouvrages des derniers. Cette ressemblance des sentimens d'un âge avec ceux d'un autre sur un sujet particulier, tient aux fondemens communs de nos connoissances, l'étude de la nature et l'expression fidèle de ses phénomènes.

J'ai depuis long-temps pensé que, dépouillées de cette variété de formes, ces opinions pouvoient être rapprochées ainsi que les faits particuliers auxquels elles se rapportent; que les phénomènes vitaux sont immédiatement produits par une puissance unique, liée avec le cerveau et les nerfs, comme transmettant à chaque partie de l'organisme l'impulsion donnée par cet organe essentiel ; que ce principe est engendré dans le corps lui-même, qu'il varie dans ses propriétés, est modifié dans ses effets, par la structure de chaque organe, et les changemens qu'il éprouve ; qu'il étend son influence sur tous, mais plus particulièrement sur un d'eux, selon les circonstances, et que chaque substance agit par cet intermédiaire, qui est la cause directe de la vie ou dirigée par elle : des organes particuliers établissent ensuite ses rapports avec le cerveau où il reçoit les caractères qui lui sont propres, et de là, comme de son siége principal, il étend, propage son influence sur tout le corps (1). Ainsi la cause des sensations ou des fonctions de l'intelligence se dirige vers l'encéphale, tandis que celle des mouvemens musculaires en émane.

Cette manière de voir, vérifiée, reconnue

(1) L'auteur veut sans doute dire que ce principe n'est pas inné. Je crois qu'il est entretenu, modifié par les corps qui nous entourent ; mais je suis loin de penser qu'ils en soient la source ou la cause. C'est du reste une matière obscure, à discussions oiseuses. On retrouve dans cette opinion de *Sanders* le *tota vita consistit in stimulo et vi vitali* de Brown. (Note du Traducteur.)

exacte, changeroit non seulement plusieurs opinions reçues en physiologie et en pathologie, sur-tout concernant les sympathies et l'action des médicamens; mais renverseroit celle-ci, que les poisons doivent être absorbés (1) avant de produire un effet sur le corps vivant.

Bornons-nous dans ce moment à affirmer comme loi de l'économie animale, que chaque substance qui excite la vie, en agissant sur tout le système, affecte cependant une ou plusieurs fonctions en particulier : ainsi le plomb affecte les nerfs, le mercure les glandes salivaires, les cantharides les reins, l'opium le cerveau, la digitale le cœur, etc. (2).

---

(1) Les expériences du docteur Legallois sur l'influence de la moëlle épinière peuvent éclairer cette question : elles me paroissent propres à répandre du jour sur plusieurs points de doctrine médicale et en particulier sur l'action des médicamens. (Note du Traducteur.)

(2) Les considérations de M. Sanders sur le principe de la vie sont un peu vagues ; elles me paroissent se réduire à ces questions, savoir : que les corps agissent sur lui par l'intermédiaire d'un organe quelconque sur lequel ils sont appliqués, comme aliment ou comme médicament ; que ce principe de vie, agent

SECTION II.

Examen des opinions et contradictions des auteurs.

L'effet primitif de la digitale, savoir, l'augmentation de force et de fréquence du pouls, est sans doute en opposition avec tout ce qu'on a écrit et pensé jusqu'ici ; car on croit généralement qu'elle est un sédatif direct, ou, en d'autres termes, qu'introduite dans l'économie animale, elle diminue d'abord la force et la fréquence des contractions du cœur.

Je vais examiner quelques-uns des faits sur lesquels on se fonde ; on jugera s'ils s'accordent avec les conséquences qui en ont été tirées, ou une conclusion si opposée à la vérité.

Pour garantir cette conclusion exacte, il faudroit connoître les soins qu'on a pris pour se convaincre que le pouls devenoit moins fort, moins fréquent, continuoit même de

---

général de tous les phénomènes, réagit sur l'organisme ou sur une partie, en vertu des modifications qu'il a reçues, par des moyens connus, mais par un mécanisme qui ne l'est pas, et en finale au *consensus unus* d'Hippocrate, à la liaison qui existe entre nos organes, à leur synergie commune. (Note du Trad.)

s'affoiblir pendant l'usage de la digitale; que cette substance étoit plus utile aux personnes d'une disposition inflammatoire, affectées de maladies de cette nature, durant même leur plus grande violence; enfin qu'elle ne devoit point être donnée en même temps que les stimulans trop actifs, ou combinée avec eux.

Non seulement cette connoissance exacte et précise nous manque, mais les règles que les auteurs ont fixées pour l'administration de cette plante prouvent sans réplique qu'elle ne diminue pas immédiatement l'énergie et la fréquence des pulsations, depuis le commencement de son usage; ils recommandent par exemple, *de persister, jusqu'à ce qu'elle ait produit ses effets particuliers;* preuve évidente *qu'il faut la donner quelque temps avant que le pouls s'en ressente*. Les observations particulières dont les auteurs se sont servi, militent encore contre eux. « Ce remède, dit *Ferriar,* semble en plusieurs cas retarder pendant un temps les progrès de la maladie; mais à la fin les symptômes acquièrent de la violence, et leur marche paroît d'autant plus rapide, qu'il a été suspendu momentanément: » pourquoi pas en conséquence de son usage? « ou donné à petite dose sans effet sensible. » Le pouls reste fréquent ; les sueurs nocturnes se manifestent ; la toux devient plus vive ; le malade éprouve des douleurs dans la région hypogastrique. « Si on augmente, dit-il, la dose de deux grains par jour, alors le pouls diminue et tombe à 86, 80, etc. » Quelle est la cause de cette exaspération des symptômes ?

Le tableau que *Ferriar* vient de nous présenter n'est-il pas conforme, en rapport parfait avec l'exaltation primitive et la diminution consécutive de la fièvre inflammatoire. Le même auteur ajoute encore : « La vigueur et la fermeté du pouls augmentoient à mesure que l'eau épanchée dans le tissu cellulaire étoit absorbée. »

Dans les histoires du docteur *Kinglake*, on voit qu'il donnoit la digitale pendant plusieurs semaines, sans même obtenir l'effet qu'il en attendoit ; la diminution du pouls. Son action stimulante a été différemment exprimée par chaque médecin qui a fait de cette plante l'objet de ses écrits. Celui-ci parlant d'un malade qui en avoit pris depuis le 21 août jusqu'au 13 octobre, dit : « Le pouls se soutint à 90 p. ; de dur, petit et foible qu'il étoit, il devint souple, plein et ferme, *changement qui me paroît la condition sine quà non* des bons effets du remède. »

On voit déjà un défaut de rapport dans les conclusions et les faits : mais continuons cet examen.

Ferriar assure que le pouls peut descendre de 120 à 80 ou 75 p. sans danger, à la volonté du praticien, tandis que dans ses observations on voit que, pendant l'usage de la digitale, les symptômes avoient une violence inconcevable.

« Sous l'emploi de la digitale, dit *Beddoes*, la fréquence du pouls diminuoit constamment ; mais dans un temps donné les dilatations de l'artère étoient toujours plus fréquentes. » Il ajoute, pag. 207 de son ouvrage : « J'ai vu un exemple d'élévation du pouls de 76 à 120 p., avec chaleur à la peau et douleur de tête. » Pag. 219. « La digitale accroît l'action du système artériel ; elle est stomachique, un poison narcotique comme l'opium, et un puissant stimulant. » Pag. 220 : « Certaines propriétés sont tellement combinées dans cette plante, qu'elle ne diminue pas la fréquence du pouls. » Que conclure maintenant, sinon que les auteurs n'avoient pas une connoissance précise du sujet qu'ils traitoient.

Enfin on nous apprend « que la digitale peut être donnée pendant un temps assez long, sans produire aucun effet, et que tout à-coup on observe un épuisement qui inspire des craintes, une diminution considérable du pouls, des nausées, des vomissemens et un sentiment d'oppression précordiale. »

Il ne répugne point à notre esprit de concevoir qu'une substance éminemment active, délétère, dont demi-grain peut produire des effets terribles, est susceptible de varier au point de rester comme endormie dans l'économie, et de se réveiller ensuite.

Le tempérament propre à recevoir la digitale n'est pas, comme l'avance hypothétiquement *Beddoes*, celui qu'on appelle sanguin athlétique. Les observations du docteur *Withering* nous l'apprennent ; elles méritent d'autant plus de confiance, qu'elles sont déduites d'une expérience indépendante de toute hypothèse.

« Cette plante réussit rarement chez les personnes douées d'une constitution robuste, dont le pouls est serré et fort ; au contraire, un pouls foible ou intermittent, une figure pâle, des lèvres livides, la peau froide, etc., sont des circonstances favorables à son action. »

Ainsi donc les maladies inflammatoires ne sont pas celles où la digitale est le plus utile, mais bien celles qui sont caractérisées par la débilité, comme la chlorose, l'hydropisie, etc. Elle ne convient donc pas dans la violence d'une inflammation, comme l'insinuent les passages que nous avons cités; aussi les auteurs, comme pour détruire leur propre ouvrage, ordonnent dans l'hémoptysie de faire précéder la saignée.

Que dire maintenant de sa combinaison avec l'opium, le camphre, l'assa-fœtida, le mercure, le fer, etc. ? Sont-ce des sédatifs ?

Quelle valeur donner à une opinion qui n'est point fondée sur l'expérience, sur des faits ? La digitale est absolument étrangère par son action, tant à l'état du corps qui en fait usage, qu'à la nature des maladies qu'on veut guérir, et aux médicamens avec lesquels on veut l'associer. On voit à quelles erreurs entraîne un raisonnement faux.

Voilà pourquoi les médecins obtiennent si rarement de bons effets de la digitale : on la considère comme un remède précaire, incertain, lorsque, par une administration raisonnée, elle a sa place parmi les plus utiles. Qui seroit surpris de voir un voyageur sans guide s'égarer dans les régions inhabitées de la Sibérie ?

SECTION III.

Des Circonstances qui ont égaré les Médecins dans l'étude des propriétés de la Digitale.

Loin de moi l'idée de vouloir mettre en doute la véracité des auteurs qui ont écrit sur la digitale ; je crois leurs observations vraies, mais je pense que leurs conséquences sont hasardées ; je puis même assigner les causes de leur erreur.

1.° Les médecins n'ont pu concevoir qu'une substance quelconque produisît d'abord des symptômes de fièvre inflammatoire, et, comme suite nécessaire, une diminution dans la force et la fréquence du pouls : aussi pendant l'usage de la digitale, ils attribuoient les premiers à la maladie, et au remède la foiblesse des mouvemens vitaux.

2.° Ils se sont probablement trompés en observant les pulsations des personnes débiles ; alors foibles et rapides, tous les stimulans diminuent leur nombre, mais en augmentent la force et la durée. Quel est le médecin qui n'a pas vu dans le typhus quelques verres de vin les réduire à 20 ou à 30 par minute? Quel est l'observateur familiarisé avec les phénomènes des maladies qui n'a pas recueilli des exemples de cette nature?

Dans les mêmes circonstances, la digitale, plus que tout autre remède, diminuera le nombre des contractions du cœur, et fortifiera les fonctions : il est rare cependant qu'elle n'accélère point le pouls à l'instant même où elle est prise, dans quelque supposition qu'on place le corps. Un petit nombre de gouttes données le matin peuvent subitement l'élever, quoique foible, de 110 à 120 p.; mais le soir on n'en comptera que 70. J'ai observé ce phénomène dans l'asthme, que je soupçonne dépendre de l'œdème des poumons.

3.° Le caractère des pulsations pendant l'administration de ce médicament, dans les hydropisies, peut aussi avoir contribué à lui prêter une vertu sédative. Un épanchement séreux existe-t-il dans une cavité du corps? il devient cause d'irritation; dans le thorax, il accélère le pouls d'une manière remarquable; et si le traitement est heureux, il deviendra sans doute moins fréquent. Je l'ai souvent observé; mais ce n'est pas une raison d'attribuer ce fait à une propriété sédative de la digitale ; il dépend de l'absence de la cause irritante, de l'absorption de l'eau ; le pouls est même différent lorsque le fluide a été évacué par la ponction. Pour rendre ma pensée plus claire, supposons une personne dont le pouls foible ayant 80 p. ait été élevé à 120 par une collection dans la poitrine : si l'eau est évacuée par l'instrument, le pouls reviendra à son type primitif ; mais si l'hydrothorax a été combattu et guéri par la digitale, il sera fort et à 95 p. ; il aura par conséquent augmenté en force et en fréquence. C'est, je pense, ce qui a conduit le docteur Kinglake à dire, que le pouls souple, plein et ferme est la condition essentielle des bons effets du remède.

J'ai déjà remarqué que le pouls étoit également modifié par la digitale, quelle que fût l'issue de la maladie.

4.° On n'a pas assez réfléchi qu'il y a une différence essentielle entre la réduction du nombre des pulsations, effet de l'éloignement d'une cause irritante, et celle qui tient à l'épuisement de la vie, pendant la durée même de l'irritation.

Quelques médecins redoutent l'usage de la plante qui nous occupe, parce qu'elle a déterminé parfois des symptômes alarmans sans aucune utilité pour le malade ; mais s'ils avoient pris garde aux circonstances dont nous avons parlé, auroient-ils été frustrés dans leur attente ?

Il paroît donc évident que la diminution prompte des battemens, après qu'on a commencé l'usage de la digitale, soit dans des constitutions affoiblies ou dans l'hydropisie, etc., ne dépend pas d'une propriété sédative ; quant à la présence d'un stimulus, j'ajoute que, éloigné, le système artériel rentre dans l'ordre qui caractérise la santé.

Que l'épanchement soit aqueux ou purulent, la diminution ne tient jamais à une vertu sédative, pas plus que la cessation des phénomènes inflammatoires par l'ouverture d'un abcès ne tient une semblable propriété de la lancette. Il en est ainsi dans la convalescence des maladies où le pouls a été accéléré ; il reprend peu à peu son type naturel, et la sédation ici, comme dans les autres cas, est absolument un effet négatif. J'en dirai autant du calme qui succède aux exacerbations fébriles, qui ne dépend pas plus d'un remède particulier, que l'exacerbation elle-même d'un stimulant.

Enfin, lorsque le pouls est descendu en conséquence de l'emploi de la digitale, cet effet indique un affoiblissement de la contractilité du cœur et des artères, aussi-bien qu'un grand épuisement des forces vitales ; mais quand la diminution a lieu par l'éloignement d'une cause irritante, c'est au contraire un signe du retour de ces forces à l'équilibre qui constitue la santé.

Telle est la source des contradictions que présentent les auteurs ; elles suffisent sans doute pour inspirer des soupçons sur la solidité de leur doctrine. L'expérience cependant accorde tant d'idées contradictoires ; les faits sont les mêmes, ou diffèrent très-peu : si ces écrivains les avoient médités, leurs conclusions, alors plus exactes, eussent certainement été les mêmes que celles que j'en ai tirées. Enfin je ne connois pas d'exemple plus frappant d'un raisonnement faux, en parlant de données positives. C'est une nouvelle preuve que la méthode d'*Aristote* est aussi nécessaire pour nous apprendre à conclure avec exactitude, que celle de *Bacon* à établir des principes évidens.

Pour plus de clarté, donnons la forme du syllogisme aux faits que les auteurs ont rapportés.

Le

Le pouls diminue en fréquence pendant l'usage de la digitale ; mais cette plante est donnée pendant quelque temps, avant que cette diminution ait lieu : elle n'est donc pas un effet immédiat.

Si on avoit réfléchi que les symptômes fébriles étoient souvent aggravés, avant de l'obtenir, on auroit été conduit à penser que la *digitale peut avoir quelqu'autre propriété que celle de diminuer le nombre des pulsations ; on auroit conséquemment vu que son premier effet est d'augmenter leur force et leur fréquence :* en procédant ainsi, on eût observé qu'elles ne diminuoient que lorsque le remède avoit été employé quelque temps, et pas plutôt. Donc *l'effet propre et immédiat de la digitale est directement stimulant, et la diminution qui lui a fait accorder une propriété sédative est une conséquence du premier phénomène.*

Il paroît donc incontestable que les faits consignés dans les ouvrages qui traitent de la digitale, rigoureusement examinés, ne donnent point lieu à des conclusions différentes des miennes ; ainsi plus de difficulté sur la manière d'agir de cette plante.

Je suppose l'observateur en garde contre

les circonstances qui pourroient le conduire à l'erreur. J'ai parlé des plus importantes, mais il y en a d'autres que je vais me contenter d'énumérer.

L'âge et le sexe ; la santé et la maladie ; les habitudes particulières ; les passions ; le régime ; la nature des alimens ; le temps écoulé depuis le repas ; le moment du jour ; l'exercice ; la position du corps ou le changement de position, etc., sont autant de circonstances qui influent d'une manière spéciale sur le système sanguin, et dont l'oubli doit affoiblir la valeur des observations faites sur le pouls. Dans le traitement de la phthisie, on a eu en partie égard à ces difficultés. Le motif qui m'a engagé à les indiquer, c'est que plusieurs des médecins qui ont répété mes expériences m'ont dit, que n'ayant pas d'abord obtenu mes résultats, ils se sont aperçus que leur erreur provenoit de la négligence de quelqu'une des conditions précédentes.

Dans une discussion qui eut lieu le printemps dernier dans le sein de la Société de Médecine, un membre assura que le résultat de cinq épreuves faites sur lui-même m'étoit contraire ; un second dit que, pendant trois ans qu'il avoit données à l'observation, il avoit toujours vu que la digitale diminuoit la force et la fréquence du pouls. Pour toute réponse, je leur proposai de prendre avec moi une dose de teinture. Cinq membres adoptèrent la proposition; le docteur John Gordon s'assura du nombre des pulsations, et administra le remède. Quatre éprouvèrent immédiatement l'accroissement de force et de fréquence. Le pouls de celui qui avoit expérimenté pendant trois ans eut une augmentation de 13 p. par m. Le cinquième, qui n'avoit éprouvé aucun effet, montre combien il faut être attentif avant de porter un jugement. Il avoit pris une part très-active à la discussion, il s'étoit échauffé au point que son pouls battoit 116 fois; il diminua rapidement, en cinq minutes on n'en comptoit plus que 100, et il auroit probablement baissé encore, si quelques gouttes ne l'eussent subitement arrêté : le nombre se fixa à 100. On se réunit le lendemain, le résultat fut le même.

La promenade au pas ordinaire élève le pouls, mais le repos le ramène à son type ordinaire. Supposez qu'un homme ait ordinairement 60 p.; qu'en se promenant, il en ait 90; si alors on lui donne 20 g. de teinture, et qu'il soit assis, le pouls, au lieu de descendre en cinq minutes à 60, en aura environ 75, et dans une heure 70, nombre qu'il auroit eu si la digitale avoit été prise lorsqu'il n'y avoit que 60 p. Ainsi dans un cas la diminution est de dix ; dans l'autre, l'augmentation est également de dix : c'est ce que j'ai vérifié très-souvent sur moi-même.

SECTION IV.

La Digitale comparée à d'autres remèdes.

Les propriétés de cette plante sont si extraordinaires, qu'il n'est pas étonnant qu'elles aient été mal saisies. En examinant avec le secours d'une saine critique les cas particuliers qui ont été publiés, on se convaincra que, quoique tous les remèdes actifs épuisent plus tôt ou plus tard les forces de la vie, aucun ne détermine aussi promptement des phénomènes inflammatoires, suivis d'une altération particulière de la contractilité du cœur, d'une foiblesse même alarmante. Enfin si on désire connoître quel seroit l'effet d'une substance appliquée au corps humain, qui possède la faculté de donner à ses fonctions le plus haut degré d'activité dont elles soient susceptibles ; on l'apprendra des maladies dans lesquelles la digitale a été employée.

Seule, elle exerce une action *sui generis* sur le système sanguin ; en ranimant la vie, elle semble en menacer la source ; c'est là son caractère propre. L'épuisement qui succède à l'exaltation immédiate, diffère même essentiellement de celui qui résulte des autres causes débilitantes. L'exercice, une nourriture commune produisent ces changemens inévitables que l'âge opère ; mais sur la fin de l'existence, le pouls n'est altéré que dans sa force et sa régularité. L'effet de la fatigue est une grande foiblesse avec un pouls également foible et fréquent. Quelques personnes abusant des plaisirs de la table, d'autres adonnées aux liqueurs spiritueuses, continuent leurs excès plusieurs années avant d'en être les victimes. J'ai souvent observé ces dernières, et quoique en santé, leur pouls avoit rarement au dessus de 50 p. par minute. De deux, dont le souvenir m'est encore présent, l'une n'en avoit pas plus de 70 dans un paroxysme de fièvre hectique ; l'autre étoit sans fièvre, suivant l'assertion d'un médecin célèbre, parce que son pouls ne battoit que 90 fois ; mais instruit par mes observations précédentes et les habitudes du malade, je pensai le contraire ; je savois d'ailleurs que, dans un excès, le nombre des pulsations n'avoit augmenté que de deux. Le malade mourut quelques semaines après d'une affection cancéreuse, sans que son pouls se fût élevé au delà de 100 p.

La comparaison de l'état présent du système sanguin avec le précédent, a, je crois, été trop négligée ; c'est probablement à cette négligence que nous devons les fièvres sans accélération du pouls.

Si un médecin est appelé auprès d'un malade qu'il n'a jamais vu, et dont le pouls a tout au plus 70 p. quoiqu'il ait les autres symptômes de la fièvre, il peut juger déjà quel étoit le pouls avant la maladie. La foiblesse est-elle au point de réclamer le vin ou des remèdes actifs, qu'il observe leurs effets immédiats sur la circulation ; s'il n'aperçoit aucun changement subit, il acquiert une preuve infaillible que la contractilité du cœur a été épuisée par le genre de vie. Ces deux malades convinrent avoir vécu plusieurs années dans une ivresse presque continuelle.

Au contraire, quelque âgé que soit un homme, si une petite quantité de vin, de nourriture, ou toute autre substance active, change subitement le pouls, on peut assurer qu'il a été modéré dans ses goûts et prévoir la guérison, lorsque sans cette donnée on pourroit à peine l'attendre, malgré le traitement le plus sage, le mieux combiné.

Les causes générales des maladies peuvent exciter le développement des phénomènes inflammatoires au plus haut degré; mais, excepté dans l'hydrocéphale, (1) la force seule des pulsations est changée; elles sont toujours irrégulières et fréquentes.

J'ai cru autrefois que l'extrême foiblesse qui accompagne souvent l'exacerbation d'une fièvre hectique avec vomissement et expectoration purulente, avoit quelque rapport avec les effets de la digitale : je me suis convaincu qu'alors le pouls étoit quelquefois au dessous de 90 p., foible, tremblant, et plus fréquemment à 120, foible, irrégulier; qu'il ne pouvoit jamais être comparé à celui qui succède à l'usage de cette plante.

La digitale épuise donc l'irritabilité du

(1) *Pulsuum lentor serosam colluviem in cavitate cranii indicare videtur.* (J. Franck, *Acta Instituti Clinici Wilnensis.*)

cœur plus promptement que tout autre remède ; son action est sans doute la plus énergique, puisque quand elle cesse d'élever immédiatement le pouls (1), les plus forts stimulans sont sans effet immédiat. Au contraire, lorsque l'organisme est insensible à ces derniers, la digitale modifie la circulation, la rend encore plus fréquente et plus rapide, même lorsque, par son usage, le pouls est tombé à 50—45 p. ; 20 g. de teinture annoncent leur présence. Elle l'emporte aussi de beaucoup sur l'opium, qui, d'après les expériences de *Crumpe*, accroît immédiatement le nombre des pulsations (2).

(1) L'habitude modifie son action comme celle de toute autre substance.

(2) L'opium est au nombre des remèdes dont la manière d'agir n'est pas bien fixée. Il ne paroît être sédatif qu'en agissant comme tonique excitant. Telle est du moins l'idée de Méad, Freind, Tralles, Haller, Huxham et d'autres médecins étrangers à la doctrine de Brown. Mais peut-on avoir une idée exclusive sur l'action des médicamens ? l'opium n'agit-il jamais que comme tonique ? est-ce comme tel qu'il calme ces douleurs atroces qui terminent quelques maladies chroniques ? l'opium enfin ne peut-il pas être tonique et sédatif, quelque ridicule que l'idée en paroisse à *Traller ?* (*Usus opii*, t. 1. p. 69.)

Les médicamens, *cœteris paribus*, ne peuvent différer dans leurs effets que par leur quantité ou leur qualité. Sous ces rapports, la digitale est plus active que l'alcohol, l'opium, l'éther, la scille et plusieurs préparations métalliques. Le muriate de mercure et l'oxide blanc d'arsenic, à une dose telle que l'usage en soit permis, n'ont jamais déterminé la réduction du pouls, qui reste foible et fréquent, est toujours influencé par un changement de position ou la moindre agitation morale, malgré la présence d'accidens funestes, comme la maigreur, la débilité, la douleur de tête, les vomissemens, la diarrhée, les tranchées que produisent les sels mercuriels.

L'extrait de jusquiame, à grande dose et pendant long-temps; le phosphore, l'acide phosphorique, l'éther phosphoré n'ont, par leurs effets, aucune analogie avec la digitale. Les préparations phosphoriques dans la paralysie, le rachitisme, rendent le pouls plein et fréquent, augmentent la diaphorèse, la sécrétion de l'urine, l'énergie des muscles paralysés; mais le pouls ne diminue pas ensuite en conséquence de l'activité qu'elles ont développée.

La teinture de cantharides peut être donnée

à la dose de demi-once en 24 h. On observe alors des douleurs dans les reins, les entrailles, le thorax, la tête ; une chaleur brûlante ; le pouls devient plus fort et fréquent ; mais au bout de deux mois, un gros à la fois ne l'a pas augmenté d'une seule pulsation.

Dans quelques cas, j'ai observé la foiblesse du pouls ; la teinture paroissoit n'avoir plus la propriété de le stimuler ; je l'ai vu sur-tout dans une affection phagédenique de la face, chez un malade épuisé ; mais le pouls avoit 120 p. foibles et irrégulières, effet bien différent, sans doute, de cette lenteur de contraction que la digitale produit en peu de temps.

Tels sont les caractères qui distinguent l'action de la digitale ; l'examen d'un plus grand nombre de substances actives prouveroit encore la prééminence de cette plante parmi les stimulans. Les seules boissons fortes, long-temps continuées, paroissent quelquefois détruire la contractilité du cœur de la même manière ; mais le rapport est si éloigné, qu'on peut nier l'analogie. Ainsi, l'on a quelques données pour décider la question long-temps agitée, si l'action des médicamens diffère en qualité ou quantité.

SECTION V.

De l'administration de la Digitale.

Après avoir prouvé par l'expérience que les propriétés médicales de la digitale sont opposées à celles qu'on lui accorde ; rapproché les différentes opinions ; reconnu les anomalies de l'action de cette substance, les causes qui ont conduit tant de médecins à l'erreur, je vais examiner la meilleure manière de l'administrer.

La connoissance des effets d'un remède quelconque est un guide sûr pour en prévenir les suites dangereuses.

Le principe qui doit guider le praticien est de commencer par de petites doses, qu'on augmente graduellement en proportion de la difficulté qu'on éprouve à développer les phénomènes inflammatoires, comme de les diminuer ou d'y renoncer même, lorsque le pouls est trop fort, trop fréquent, et les autres symptômes trop violens.

L'activité connue de la digitale montre assez qu'on ne doit l'employer que dans des cas de foiblesse. La teinture est la meilleure forme qu'on puisse lui donner (1) ; c'est la plus agréable au malade, et la plus commode pour en préciser la quantité. La dose est d'abord de 5 à 20 gouttes dans de l'eau froide ou de l'eau vineuse trois fois par jour. On pré-

---

(1) On la donne encore en poudre, en extrait, en infusion ; on prépare une teinture éthérée de digitale, qui n'est que de l'éther sulfurique chargé des principes de la plante.

L'infusion se prépare en faisant macérer pendant quatre heures un gros de feuilles sèches de digitale dans huit onces d'eau bouillante et une once d'alcohol de cannelle.

On la prescrit depuis demi-once jusqu'à une once, une ou deux fois par jour.

Quarin propose d'en appliquer le suc sur les tumeurs scrophuleuses, et de donner en même-temps l'extrait à l'intérieur, à la dose d'un grain à 20 ou 22.

L'analyse de cette plante a fourni à M. Destouches,

1.° Un peu d'alcali carbonaté;
2.° Sulfate de potasse. . . . . 5.
3.° ——— de chaux. . . . . 4.
4.° Phosphate de chaux. . . . . 4.
5.° Carbonate de chaux. . . . . 35.
6.° Oxide de fer. . . . . 12.
7.° Sable quartzeux . . . . 12.

Cette analyse est assez d'accord avec les effets de la plante. (Note du Trad.)

voit sans doute qu'elle varie selon l'âge , le sexe , l'irritabilité du système , etc. Dans les constitutions épuisées par des maladies chroniques , le remède peut être continué plus long-temps , en plus grande quantité ; il est aussi plus efficace.

Les maladies qui ont leur origine dans une déplétion soudaine des vaisseaux sanguins ou perte de sang, se lient particulièrement à l'état inflammatoire que produit l'usage de la digitale : il paroît que la susceptibilité du corps vivant est plus grande dans la foiblesse qui naît de la soustraction des puissances qui entretiennent la vie, que dans celle qui succède à une grande excitation.

Suspendre l'usage de la digitale, lorsque les symptômes approchent de leur violence, est une règle qu'il faut strictement observer dans les inflammations locales , ou lorsqu'il y a quelque disposition à l'état fébrile , comme il arrive souvent dans le second degré de la phthisie pulmonaire. Mais quand l'organisation est affoiblie par les ravages d'une maladie chronique , par les hydropisies , on doit alors en augmenter la dose peu à peu , persister jusqu'à ce que le pouls commence à tomber, et recourir à d'autres toniques (1), au quina, le premier de tous; au muriate de mercure uni à l'opium. Le pouls descend à 20 ou 30 pulsations; il continue même de diminuer de quelques battemens pendant trois ou quatre jours sans malaise ni vomissement, sans signe d'épuisement. Le contraire arrive quelquefois. On doit avertir les personnes qui servent les malades de ne jamais donner la teinture lorsqu'on observe quelques-uns de ces symptômes.

C'est sur-tout dans les hydropisies que ce médicament convient. En général on ne peut le donner pendant l'exacerbation fébrile, mais au déclin; lorsque la figure est animée, mais dans le découragement. Il convient également dans du vin, quand les organes digestifs ne peuvent remplir leurs fonctions, pourvu qu'il n'y ait ni cardialgie, ni flatulence, ni tranchées. On peut encore combiner cette teinture avec les cordiaux, les aromates, avant même le repas.

Dernièrement on a prétendu qu'il y a une

---

(1) Qui soutiennent le développement des forces produit par la digitale sans les épuiser.

espèce de péripneumonie qui guérit par la digitale, et dans laquelle il ne faut pas employer la saignée ; mais les maux de cette nature me paroissent dépendre d'un œdème des poumons. Cette plante ne peut être employée que dans les inflammations passives ; dans la diarrhée on la combine avec les opiacés.

Je ne puis que m'élever contre la saignée et les purgatifs qu'on suppose nécessaires pour favoriser son action. N'est-ce pas choquer la raison, la prudence et l'humanité ?

Le nouveau principe que je propose pour l'administration de la digitale, principe fondé sur l'observation, a fait sans doute présumer à mes lecteurs que j'en conseille l'usage dans des cas entièrement opposés à ceux qu'indiquent les auteurs ; il ne peut en effet être indifférent de la donner dans les maladies sthéniques ou asthéniques, avec les excitans les plus forts, pour modifier ses effets sédatifs : différence frappante entre la vérité et une opinion hasardée.

Pour se convaincre combien je diffère de mes prédécesseurs, il ne faut que consulter un ouvrage connu : la Pharmacopée d'Edimbourg.

Voici les effets présumés et les maladies où elle convient.

1.° Elle diminue la fréquence du pouls.

2.° Elle diminue l'irritabilité du systême.

3.° Elle augmente l'action des absorbans.

4.° Elle augmente la secrétion de l'urine.

La digitale a été recommandée intérieurement, 1.° dans les maladies inflammatoires;

2.° Dans les hémorragies actives; dans la phthisie;

3.° Dans quelques affections spasmodiques, comme l'asthme, les palpitations du cœur;

4.° Dans la folie qui naît d'un épanchement dans le cerveau;

5.° Dans les hydropisies;

6.° Dans les tumeurs scrophuleuses;

7.° Dans l'anévrisme de l'aorte elle a calmé quelquefois les symptômes les plus orageux.

Voilà un échantillon des absurdités qu'on trouve dans les ouvrages consacrés à cette plante. Ici on trouve réunis les effets contradictoires de diminuer la fréquence du pouls avec l'irritabilité du cœur, et celui d'augmenter l'action des absorbans, etc. etc. etc. On voit l'inconséquence.

La même influence contradictoire de la vérité et de l'erreur se retrouve dans l'assertion

tion de *Beddoes, que la constitution robuste favorise l'action de la digitale;* et celle de *Withering, qu'il ne faut l'employer que dans un état opposé.*

Que penser d'un sédatif immédiat, dont l'efficacité est souvent provoquée par les stimulans les plus actifs, également utile dans les inflammations aiguës et leurs suites, d'une substance qui subjugue, pour ainsi dire, la vie, et refait par une vertu admirable l'homme le plus épuisé?

Il est heureux, sans doute, que l'expérience ait rectifié nos connoissances sur l'action de la digitale; il est heureux, je le répète, que la vérité triomphe, et qu'un médicament, la terreur des médecins et des malades, d'une efficacité supérieure, puisse maintenant être donné avec la même assurance que le moins énergique de la matière médicale. L'erreur ne peut plus compromettre la vie d'un malade; tel est le but de tout homme qui exerce l'art de guérir.

FIN.

TABLE.

Page

FIN DE LA TABLE.

www.ingramcontent.com/pod-product-compliance
Ingram Content Group UK Ltd.
Pitfield, Milton Keynes, MK11 3LW, UK
UKHW021052260726
13994UKWH00002B/520

9 782329 382845